MÖGLICHKEITEN, DEN TESTOSTERONSPIEGEL ZU ERHÖHEN

VOLLSTÄNDIGER LEITFADEN ZU TESTOSTERON

HERB LAWRENCE

Inhalt

Kapitel 1

WELCHE AUSWIRKUNGEN HABEN HORMONE AUF DEN KÖRPER EINES MÄNNERS 12

Kapitel 2

PELLETS VON TESTOSTERON

Kapitel 3

Hypogonadismus

Kapitel 4

ALTERSBEZOGENE VERÄNDERUNGEN DES TESTOSTERONS

Kapitel 5

METHODEN, DIE NACHWEISLICH TESTOSTERON NATÜRLICH STEIGERN

Kapitel 6

TESTOSTERONARME NAHRUNGSMITTEL

Kapitel 7

TESTOSTERON-STEIGERN-ERGÄNZUNGSMITTEL

Kapitel 8

DIE AUSWIRKUNGEN VON ALKOHOL AUF TESTOSTERON

Kapitel 1

DIE ROLLE DER HORMONE BEI MÄNNERN

Um Spermien zu produzieren, stimuliert Testosteron die Aktivität von Zellen in den Hoden. Die allgemeine Gesundheit hängt auch vom Testosteronspiegel ab. Die Knochengesundheit wird verbessert und dadurch das Gemüt und die Libido beeinflusst. Die Umwandlung von etwas Testosteron in Östrogen, das weibliche Sexualhormon, ist für die Knochengesundheit notwendig.

Um es einfach auszudrücken: Hormone sind für das männliche Fortpflanzungssystem von entscheidender Bedeutung. Sie beeinflussen die Fruchtbarkeit eines Mannes und sind letztendlich für das sexuelle Verlangen verantwortlich.

WELCHE AUSWIRKUNGEN HABEN HORMONE AUF DEN KÖRPER EINES MANNES?

Eines der wichtigsten Hormone ist Testosteron. Es hat sich gezeigt, dass es die Libido, die Muskelmasse, das Gedächtnis und das Energieniveau verbessert. Aber wenn Männer älter werden, sinkt ihr Testosteronspiegel auf natürliche Weise. Zwischen 20 % und 40 % der Männer über 40 leiden an Hypogonadismus, einer medizinischen Erkrankung, die mit Testosteron-Ersatzmedikamenten behandelt wird.

EIN BLICK AUF DIE AUSWIRKUNGEN VON TESTOSTERON AUF DEN MENSCHLICHEN KÖRPER

Für Männer ist Testosteron ein entscheidendes Hormon. Bei einem Mann kann die Testosteronproduktion bereits sieben Wochen nach der Empfängnis beginnen. Während der Pubertät steigt der Testosteronspiegel an, erreicht seinen Höhepunkt in den späten Teenagerjahren und stabilisiert sich dann. Der Testosteronspiegel von Männern sinkt auf natürliche Weise mit einer langsamen, aber stetigen Rate über das 30. Lebensjahr hinaus.

In den meisten Fällen haben Männer viel Testosteron. Bei Männern kann es jedoch zu niedrigen Testosteronspiegeln kommen. Hypogonadismus ist die daraus resultierende Erkrankung. Eine Hormonersatzbehandlung, die von einem Arzt verordnet und engmaschig überwacht werden muss, kann helfen. Wenn der Testosteronspiegel normal ist, sollte ein Mann keine Testosteronpräparate einnehmen.

Der Testosteronspiegel von Männern hat weitreichende Auswirkungen und beeinflusst alles von der reproduktiven Gesundheit und dem Sexualtrieb bis hin zur körperlichen Stärke und

Knochendichte. Darüber hinaus beeinflusst es einige Aktionen.

EIN BLICK AUF DAS ENDOKRINE SYSTEM

Hormone werden von den Drüsen produziert, die das endokrine System bilden. Die Hypophyse erhält vom Hypothalamus im Gehirn Anweisungen darüber, wie viel Testosteron produziert werden soll. Nach Erhalt des Signals leitet die Hypophyse es an die männlichen Fortpflanzungsorgane weiter. Obwohl die Hoden für die Produktion des überwiegenden Teils des Testosterons verantwortlich sind, tragen auch die Nebennieren, die über den Nieren sitzen, eine geringe Menge bei. Niedrige Testosteronspiegel werden bei Frauen von den Nebennieren und Eierstöcken produziert.

Testosteron spielt eine Rolle bei der Entwicklung männlicher Genitalien, bevor ein Mann überhaupt geboren wird. In der

Pubertät bewirkt Testosteron das Wachstum männlicher Merkmale wie eine tiefere Stimme, Bart und Körperbehaarung. Der Muskelaufbau und die Erregung für sexuelle Aktivitäten sind zwei weitere Vorteile. Die Adoleszenz ist durch einen dramatischen Anstieg der Testosteronproduktion gekennzeichnet, die ihren Höhepunkt in den späten Teenagerjahren oder frühen 20ern erreicht. Etwa 1 % des Testosterons geht jedes Jahr nach dem 30. Lebensjahr verloren.

DIE PHYSIOLOGIE DER REPRODUKTION

Testosteron spielt eine Rolle bei der Gestaltung der männlichen Genitalien ab etwa der siebten Schwangerschaftswoche. Die Hoden und der Penis vergrößern sich während der Pubertät aufgrund einer erhöhten Testosteronproduktion. Täglich produzieren die Hoden neue Spermien und einen frischen Testosteronstrom.

Erektile Dysfunktion wurde mit einem verringerten Testosteronspiegel bei Männern (ED) in Verbindung gebracht. Chronische Testosteronersatzmedikamente wurden mit einem Rückgang der Spermienzahl in Verbindung gebracht. Zusätzlich zu einer vergrößerten Prostata wurde die Testosterontherapie mit Hodenatrophie und verminderter Potenz in Verbindung gebracht. Bei Männern, die entweder Prostata- oder Brustkrebs hatten, wird die Anwendung einer Testosteronersatzbehandlung nicht empfohlen.

SEXUALITÄT

Hoden, Penis und Schamhaare entwickeln sich als Reaktion auf steigende Testosteronspiegel während der Adoleszenz. Muskeln und Haare beginnen zu sprießen und eine tiefere Stimme entsteht. Erhöhtes sexuelles Verlangen ist eine natürliche Folge dieser Veränderungen.

Das alte Sprichwort „benutze es oder verliere es" ist nicht ganz falsch. Wenn der Testosteronspiegel eines Mannes niedrig ist, kann er das Interesse an sexuellen Beziehungen mit anderen Männern verlieren. Sowohl das sexuelle Interesse als auch die Aktivität erhöhen den Testosteronspiegel. Wenn ein Mann über einen längeren Zeitraum sexuell inaktiv ist, kann sein Testosteronspiegel sinken. Ähnlich wie ein niedriger Östrogenspiegel kann ein niedriger Testosteronspiegel eine erektile Dysfunktion (ED) verursachen.

Anatomie des Gehirns und des Rückenmarks

Der Körper verfügt über ein System zur Verwaltung von Testosteron und sendet Botschaften durch Hormone und Chemikalien, die in den Blutkreislauf freigesetzt werden. Die Hoden erhalten ihre Anweisungen zur Produktion von Testosteron von der Hypophyse, die sie wiederum vom Hypothalamus im Gehirn erhält.

Aggression und der Wunsch, dominant zu sein, sind zwei der Verhaltensweisen, die durch Testosteron beeinflusst werden können. Es fördert auch einen gesunden Wettbewerb und stärkt das Selbstvertrauen. Die Teilnahme an Wettkampfaktivitäten kann den Testosteronspiegel eines Mannes erhöhen oder verringern, ebenso wie sexuelle Aktivitäten. Ein niedriger Testosteronspiegel kann dazu führen, dass Sie sich niedergeschlagen und uninspiriert fühlen. Es kann einen Mann auch unglücklich machen oder seine Konzentration beeinträchtigen. Reduzierte Testosteronspiegel werden mit Müdigkeit und Schlafstörungen in Verbindung gebracht.

Es ist jedoch wichtig hervorzuheben, dass Testosteron nur eine Komponente ist, die Persönlichkeitsmerkmale bestimmt. Es spielen zweifellos mehr biologische und Umweltelemente eine Rolle.

FOLIKEL UND KOPFHAUT

Wenn ein Mann von der Kindheit bis zur Reife geht, fördert Testosteron das Wachstum der Haare im Gesicht, in den Achselhöhlen und um die Genitalien herum. Arme, Beine und Brust sind nicht immun gegen Haarwuchs.

Ein Mann mit sinkendem Testosteronspiegel kann wirklich einige Körperbehaarung verlieren. Testosteron-Ersatzmedikamente haben einige potenzielle Nebenwirkungen, darunter Aknc und Brustwachstum. Testosteronpflaster können leichte Hautbeschwerden verursachen. Topische Gele können einfacher zu verwenden sein, aber es muss große Vorsicht walten, um zu vermeiden, dass Testosteron durch Haut-zu-Haut-Kontakt auf eine andere Person übertragen wird.

ES GIBT MUSKELN, FETT UND KNOCHEN

Die Beteiligung von Testosteron am Prozess des Aufbaus von Muskelmasse und Kraft ist nur eine von vielen. Testosteron erhöht den Spiegel von Neurotransmittern, die die Gewebeexpansion stimulieren . Es löst auch die Proteinsynthese aus, indem es mit DNA-Kernrezeptoren interagiert. Der Wachstumshormonspiegel wird durch Testosteron erhöht. Aus diesem Grund ist Training so effektiv für den Muskelaufbau.

Testosteron erhöht die Knochendichte und weist das Knochenmark an, rote Blutkörperchen zu bilden. Männer mit sehr niedrigem Testosteronspiegel leiden häufiger an Knochenbrüchen und -brüchen.

Testosteron unterstützt auch den Fettstoffwechsel, was Männern das Abnehmen erleichtert. Der

Körperfettanteil nimmt mit sinkendem Testosteronspiegel zu.

Injektionen von Testosteron in das Muskelgewebe durch einen Arzt sind eine Methode zur Abgabe des Hormons für die Testosteronersatztherapie.

SYSTEM DES HERZENS UND DER BLUTGEFÄSSE

Als Hormon zirkuliert Testosteron im ganzen Körper. Nur durch eine Messung kann Ihr Testosteronspiegel sicher bestimmt werden. Dazu ist in der Regel ein Bluttest erforderlich.

Die Produktion von roten Blutkörperchen wird durch Testosteron im Knochenmark angeregt. Und es gibt Hinweise aus der Forschung, dass Testosteron sogar gut für das Herz-Kreislauf-System sein könnte. Es gab jedoch widersprüchliche Beweise aus der Forschung, die sich mit der Wirkung von Testosteron auf Lipide, Bluthochdruck und Blutgerinnung befasste.

Jüngste Untersuchungen zu den Wirkungen einer Testosterontherapie auf das Herz-Kreislauf-System haben widersprüchliche Ergebnisse erbracht, und diese Forschung ist noch im Gange. Eine intramuskuläre Therapie mit injizierbarem Testosteron kann zu einer hohen Anzahl von Blutkörperchen führen. Flüssigkeitsretention, eine erhöhte Anzahl roter Blutkörperchen und Veränderungen des Cholesterinspiegels sind weitere negative Auswirkungen einer Testosteronersatzbehandlung.

TESTOSTERON WIE FUNKTIONIERT ES?

Der Testosteronspiegel bei Männern wird streng reguliert, um ihn in einem gesunden Bereich zu halten, und obwohl er morgens am höchsten ist und im Laufe des Tages abfällt, wird er nie zu hoch. Zu den wichtigsten Regulatoren der testikulären Testosteronproduktion gehören der Hypothalamus und die Hypophyse. Als Ergebnis der

Ausschüttung des Gonadotropin-Releasing-Hormons durch den Hypothalamus erzeugt die Hypophyse luteinisierendes Hormon, das dann in den Blutkreislauf gelangt und die Keimdrüsen zur Produktion und Freisetzung von Testosteron anregt.

Es gibt eine negative Rückkopplungsschleife, wodurch erhöhte Testosteronspiegel im Blut die hypothalamische Freisetzung von Gonadotropin-Releasing-Hormon reduzieren, was wiederum die hypophysäre Synthese von luteinisierendem Hormon reduziert. Infolgedessen sinkt der Testosteronspiegel, die negative Rückkopplung schwächt sich ab und der Hypothalamus schüttet erneut das Gonadotropin-Releasing-Hormon aus.

WAS WÜRDE PASSIEREN, WENN MEINE TESTOSTERONWERTE ÜBERMÄSSIG WÄREN

Die physiologischen Wirkungen erhöhter Testosteronspiegel variieren mit Alter und Geschlecht. Zu viel Testosteron ist bei erwachsenen Männern schwer zu erkennen, da es ungewöhnlich ist, dass Männer eine Krankheit bekommen, die dazu führt, dass sie zu viel Testosteron produzieren. Genauer gesagt kann zu viel Testosteron bei jungen Mädchen zu einer abweichenden Genitalentwicklung und bei Kleinkindern zu einem falschen Wachstumsschub führen. Vorzeitige Pubertät und Unfruchtbarkeit sind zwei der vielen negativen Folgen erhöhter Testosteronspiegel, die beide Geschlechter betreffen können.

Ein mögliches Anzeichen für ein polyzystisches Ovarialsyndrom bei Frauen ist ein erhöhter Testosteronspiegel im Blut. Akne, Körper- und

Gesichtsbehaarung (sogenannter Hirsutismus), Haarausfall am Scheitel, Masseaufbau und eine tiefere Stimme sind mögliche Nebenwirkungen dieser Krankheit bei Frauen.

Übermäßige Testosteronspiegel können auch durch eine Reihe von medizinischen Störungen verursacht werden. Androgenresistenz, Nebennierenhyperplasie bei Säuglingen und Eierstockkrebs gehören alle zu dieser Kategorie.

Bei Männern ist die Produktion von Testosteron und Spermien in den Hoden reduziert, während sie anabole Steroide (hergestellte androgene Hormone) einnehmen, da die Sekretion von luteinisierendem Hormon und follikelstimulierendem Hormon durch die Hypophyse unterdrückt wird. Anabole Steroide wurden mit einer Reihe negativer gesundheitlicher Auswirkungen bei Männern in Verbindung gebracht, darunter eine verringerte Libido, eine Verdünnung der Hoden und die

Entwicklung von Brustgewebe. Eine Überlastung der Leber, um die anabolen Steroide zu eliminieren, könnte zu ernsthaften Gesundheitsproblemen führen. Verhaltensänderungen (z. B. erhöhte Reizung) können ebenfalls auftreten. Da eine hohe Testosteronkonzentration, ob natürlich oder synthetisch, die Vermännlichung (Virilisierung) fördern kann, rufen anabole Steroide bei Frauen, die sie regelmäßig einnehmen, auch unerwünschte Wirkungen hervor.

WAS WÜRDE PASSIEREN, WENN MEINE TESTOSTERONWERTE ZU NIEDRIG WÄREN

Ein fetaler Testosteronmangel kann die vollständige Reifung männlicher Eigenschaften verhindern. Ein Mangel an Testosteron während der Pubertät kann dazu führen, dass das Wachstum eines Jungen stoppt und er möglicherweise keinen typischen Wachstumsschub hat.

Veränderungen in der Stimmlage des Kindes, das Wachstum der Schamhaare und die Größe des Penis und der Hoden können verlangsamt werden. Bei Jungen mit niedrigem Testosteronspiegel kann es zu einer Verzögerung der Pubertät, einem Verlust an Muskelmasse und einem anhaltenden überproportionalen Wachstum der Arme und Beine kommen.

Niedrige Testosteronspiegel bei Männern im gebärfähigen Alter wurden mit einem Verlust an Muskelmasse, Glatzenbildung und einem faltigen, "pergamentartigen" Ausschen der Haut in Verbindung gebracht. Der Testosteronspiegel nimmt bei Männern mit zunehmendem Alter auf natürliche Weise ab. In den Medien wird dies manchmal auch als männliche Menopause (Andropause) (Andropause) bezeichnet.

Niedrige Testosteronspiegel wurden mit Stimmungsstörungen, Gewichtszunahme, Muskelschwund, schlechter Erektion und Leistung im Schlafzimmer, Knochenbrüchigkeit, Gedächtnisverlust,

Konzentrationsschwierigkeiten und Schlafstörungen in Verbindung gebracht. Aktuelle Forschungsergebnisse zeigen, dass diese Auswirkungen nur bei einer Minderheit (ca. 2 %) der alternden Männer auftreten. Derzeit werden viele Studien durchgeführt, um mehr über die Wirkung von Testosteron bei älteren Männern und die potenziellen Vorteile einer Testosteronersatzbehandlung zu erfahren.

Kapitel 2

PELLETS VON TESTOSTERON

Nach der Implantation von Testosteron-Pellets kann sich ein Patient energiegeladener fühlen, besser schlafen und eine insgesamt bessere Lebensqualität haben. Zuwächse an Muskel- und Knochendichte sind ebenso möglich wie eine Reduzierung des Körperfetts. Kraft, Koordination und körperliche Leistungsfähigkeit können sich bei einigen Patienten verbessern.

ERFAHREN SIE MEHR ÜBER TESTOSTERON

Eines der wichtigsten Hormone ist Testosteron. Es hat sich gezeigt, dass es die Libido, die Muskelmasse, das Gedächtnis und das Energieniveau verbessert. Aber wenn Männer älter werden, sinkt ihr Testosteronspiegel auf natürliche Weise.

Berichten zufolge haben 20 bis 40 Prozent der älteren Männer ein medizinisches Problem namens Hypogonadismus und benötigen eine Testosteronersatzbehandlung (TRT). Aber es gibt auch Nachteile von TRT, einschließlich der Möglichkeit von Herzerkrankungen, übermäßiger Anzahl roter Blutkörperchen und anderen Störungen.

Die richtige Dosis des richtigen Abgabemechanismus für die Hormontherapie ist entscheidend für ein positives Ergebnis. Sie können Pflaster,

Lotionen, Injektionen oder sogar Testosteron-Pellets bekommen.

Pellets können eine ausgezeichnete Option für diejenigen sein, die eine konstante Langzeitdosis wünschen. Sie und Ihr Arzt können sich über die vielen Behandlungsstrategien unterhalten, die Ihnen zur Verfügung stehen.

PELLETS VON TESTOSTERON

Ein winziges Kügelchen Testosteron, wie Test Opel, ist erhältlich. Sie enthalten kristallines Testosteron und messen 3 mm mal 9 mm. Sie werden unter die Haut implantiert und liefern nach und nach Testosteron über einen Zeitraum von drei bis sechs Monaten.

Die Pellets werden während einer schnellen und einfachen Operation, die in Ihrer Arztpraxis durchgeführt wird, subkutan implantiert, normalerweise in der Nähe der Hüfte.

Diese Pellets sind eine lang anhaltende Art der Testosteronersatztherapie und halten ein ganzes Jahr lang. Sie müssen einen konstanten Testosteronstrom liefern, der normalerweise für vier Monate ausreicht.

DIAGNOSE DER OPTIMALEN DOSIS

Es kann eine Weile dauern, bis Sie die optimale Dosis gefunden haben, die Ihre Symptome eines niedrigen Testosteronspiegels wirksam behandelt. Gefährliche Nebenwirkungen, wie z. B. eine Erhöhung der Anzahl roter Blutkörperchen , können durch einen Überschuss an Testosteron (RBC) hervorgerufen werden. Studien zufolge gehen mit einem hohen Testosteronspiegel zusätzliche Gefahren einher.

Einige Menschen haben möglicherweise Schwierigkeiten, eine geeignete Dosierung zu bestimmen. Es ist möglich, die optimale Dosis für Ihren Körper zu ermitteln, indem

Sie mit Ihrem Arzt zusammenarbeiten, der Sie möglicherweise auch zu einer optimalen Behandlungsstrategie führen kann.

TESTOSTERON-DOSIERUNG: DIE HÖHEN UND TIEFEN

Einfach selbst zu verabreichende topische Behandlungen wie Cremes, Gele, Bukkaltabletten, Nasenspray (Nates To), Achsellösung (Axion) und Pflaster erfordern eine regelmäßige Anwendung.

Sie laufen auch Gefahr, Frauen und Kleinkinder fälschlicherweise übermäßigen Testosteronmengen auszusetzen.

oben genannten Ansätze zu vermeiden . Dennoch sind Beschwerden an der Injektionsstelle möglich. Sie müssen zu einem Gesundheitsdienstleister gehen oder lernen, sich selbst zu injizieren.

Einige der unangenehmen Nebenwirkungen von TRT sind auf die

Höhen und Tiefen der Testosterondosis bei herkömmlichen Verabreichungsmethoden zurückzuführen.

Der Testosteronspiegel kann nach einer künstlichen Erhöhung durch Injektionen stark zwischen sehr hoch und sehr niedrig schwanken. Als Folge davon kann es zu einem dramatischen Wechsel der Stimmung, der Libido und des Energieniveaus kommen.

Östrogene wie Östradiol werden produziert, wenn Testosteron bei maximaler Exposition abgebaut wird. So viel Östrogen kann möglicherweise zur Brustentwicklung und Schmerzen beitragen.

TRT KANN AUCH DIE FOLGENDEN UNERWÜNSCHTEN EFFEKTE VERURSACHEN

Schlafapnoe

Akne

niedrige Spermienzahl

überdurchschnittlich große Brüste

Hodenatrophie

verbesserte RBC

Platzierung von Pellet-Implantaten

Die durchschnittliche Zeit für eine Implantatoperation beträgt etwa 10 Minuten.

Nach dem Schrubben des oberen Hüft- oder Gesäßbereichs wird ein Lokalanästhetikum unter die Haut gegeben, um Schmerzen zu lindern. Es wird ein kleiner Schnitt gemacht.

Mit Hilfe eines Trokars werden kleine Testosteronkügelchen unter die Haut eingeführt. In den meisten Fällen werden zehn bis zwölf Pellets implantiert. Nach etwa 4 Monaten müssen Sie den Vorgang wiederholen, da die Wirkung nachgelassen hat.

ABER PELLETS KÖNNEN BESTIMMTE NEGATIVE AUSWIRKUNGEN HABEN

Es gibt Vorteile bei der Verwendung von Pellets als langfristige Dosierungsstrategie für niedrigen Testosteronspiegel, aber es gibt auch Nachteile.

Pellets können in seltenen Fällen durch die Haut "extrudieren" oder eine Infektion entwickeln. Eine Infektion tritt nur in etwa 0,3–0,4 % der Fälle auf, und eine Extrusion tritt nur in etwa 0,3–1,1 % der Fälle auf, daher ist dies äußerst ungewöhnlich.

Um Pellets hinzuzufügen, ist ein weiterer chirurgischer Eingriff erforderlich, was eine einfache Anpassung der Dosierung erschwert.

Bevor Sie mit der Therapie mit Testosteron-Pellets beginnen, wird empfohlen, dass Sie Ihre optimale Testosterondosis mit einer alternativen Methode der täglichen Testosteronzufuhr (wie Cremes oder Pflaster) bestimmen. Lassen Sie sich diesbezüglich von Ihrem Arzt beraten.

Sie sind ein Kandidat für Testosteron-Pellets, nachdem Sie eine wirksame Dosis gefunden haben, bei der Sie die Vorteile ohne einen Anstieg der RBC oder andere Nebenwirkungen erfahren.

PELLETS AUS REINEM TESTOSTERON FÜR FRAUEN

Auch Frauen unterziehen sich trotz der damit verbundenen Kontroversen einer Testosterontherapie. TRT, mit oder ohne zusätzliches Östrogen, wurde verwendet, um das Problem der Hypoaktivität des sexuellen Verlangens bei Frauen nach der Menopause zu behandeln.

Infolgedessen berichten die Menschen von einem höheren sexuellen Verlangen, häufigeren Orgasmen und einer insgesamt größeren Zufriedenheit.

AUCH IN DEN FOLGENDEN BEREICHEN KANN ES ANZEICHEN FÜR FORTSCHRITTE GIBT

Magerer Muskel

Knochenmasse

IQ-Testergebnisse

Vitalität des Herzens

Die Bereitstellung der niedrig dosierten Therapie, die Frauen benötigen, ist derzeit jedoch eine Herausforderung. Trotz der Tatsache, dass Testosteron-Pellets von Frauen verwendet wurden, wurden keine umfassenden Studien durchgeführt, um die Gefahren zu bewerten, insbesondere im Hinblick auf das Auftreten von Malignomen.

Auch die Verabreichung von Testosteron-Pellets an Patientinnen gilt als „off-label". Dies bedeutet, dass ein von der Food and Drug Administration (FDA) für einen Zweck zugelassenes Medikament mit US-Something für einen anderen Zweck verwendet wird.

Das Medikament ist nicht für eine solche Verwendung bestimmt, aber ein Arzt kann es nach Belieben verwenden. Da die FDA nur die Herstellung und den Vertrieb von Arzneimitteln und nicht deren klinische Anwendung überwacht, ist dies der Fall. Infolgedessen steht es Ihrem Arzt frei, Ihnen ein Rezept für ein Medikament so auszustellen, wie er es für richtig hält.

BESPRECHEN SIE IHRE SYMPTOME MIT IHREM ARZT

Sprechen Sie mit Ihrem Arzt über eine Testosterontherapie. Sobald Sie eine Dosis gefunden haben, die mit Ihrem Körper funktioniert, können Sie den besten Ansatz erkunden, der für Sie funktioniert.

Das Engagement bei TRT ist langfristig angelegt. Testosteron-Pellets sind mit zusätzlichen Arztterminen und wahrscheinlich mehr Aufwand verbunden. Es gibt natürlich Nachteile, aber es gibt auch Vorteile, wie zum Beispiel, dass Sie sich nicht jeden Tag selbst spritzen müssen und sich keine Sorgen machen müssen, dass andere Menschen Testosteron bekommen.

IST ES SCHÄDLICH, NIEDRIGEN TESTOSTERON ZU HABEN

„ Low T", kurz für Testosteronmangel, ist eine weit verbreitete Erkrankung, die Männer mit zunehmendem Alter betrifft. Die normale Testosteronproduktion nimmt mit zunehmendem Alter allmählich ab. Laut der Urology Care Foundation haben etwa 20 % der Männer in ihren 60ern einen niedrigen Testosteronspiegel. Dieser Prozentsatz steigt bei Männern ab 70 Jahren auf 30 Prozent. Rund fünfzig Prozent der Männer in den Achtzigern sehen einen Rückgang des Testosterons.

TESTOSTERON WARUM MÄNNER ES BRAUCHEN

Die Hoden eines Mannes bilden das als Testosteron bekannte Sexualhormon. Dieses Hormon ist wichtig für die Entwicklung der Genitalien eines Jungen. Testosteron ist für die Reifung des Körpers von Jungen zu Männern während der

Pubertät unerlässlich. Es fördert das Wachstum der Gesichtsbehaarung, die Muskelentwicklung und eine tiefere Stimme. Testosteron ist entscheidend für die Libido eines Mannes bis weit ins Erwachsenenalter.

NIEDRIGE TESTOSTERONSPIELE VERURSACHEN WAS

Der Testosteronspiegel sinkt auf natürliche Weise mit dem Alter. Es gibt Hinweise darauf, dass der Testosteronspiegel eines Mannes mit zunehmendem Alter abnimmt. Ein niedriger Testosteronspiegel kann nicht nur durch das Älterwerden verursacht werden. Schäden an den Hoden oder die Exposition gegenüber krebsbekämpfenden Medikamenten oder Strahlung sind Beispiele für solche Ereignisse. Hypophysenerkrankungen und Medikamente, die die Hypophyse beeinflussen, wie zum Beispiel Steroide, sind zwei weitere mögliche Auslöser.

Auswirkungen von niedrigem Testosteron auf die sexuelle Aktivität

Die Auswirkungen eines niedrigen Testosteronspiegels auf die Gesundheit eines Mannes sind real und erheblich, insbesondere in Bezug auf sein Sexualleben. Ein niedriger Testosteronspiegel bei Männern kann es schwierig machen, eine Erektion zu bekommen und aufrechtzuerhalten. Sie bekommen möglicherweise nicht mehr so regelmäßig oder so hart Erektionen wie früher. Der Drang nach sexueller Aktivität (Libido) bei Männern nimmt ebenfalls ab, wenn der Testosteronspiegel sinkt. Einige oder alle davon können zu weniger häufigen sexuellen Aktivitäten führen. Die Auswirkungen auf romantische Partnerschaften könnten erheblich sein.

ALTERNATIVE AUSWIRKUNGEN VON NIEDRIGEM TESTOSTERON

Ein niedriger Testosteronspiegel wirkt sich nicht nur auf Ihre Libido und Ihren Wunsch nach sexueller Aktivität aus. Darüber hinaus kann es andere Symptome hervorrufen. Einige der folgenden Anzeichen können auftreten, wenn ein niedriges T die Ursache ist

Die Gewichtszunahme

sich weniger energiegeladen als sonst fühlen

verringerte Muskelmasse und erhöhtes Fett

traurig und niedergeschlagen

Mühe, sich zu konzentrieren

ÜBERLEGUNGEN ZUR GESUNDHEIT

Die Auswirkungen eines niedrigen Testosteronspiegels auf den Körper können auf lange Sicht verheerend sein. Bei Männern können niedrige Werte zu Knochenschwäche und sogar Osteoporose führen. Menschen mit Osteoporose erleiden viel häufiger Verletzungen.

Laut einer im Journal of Clinical Endocrinology veröffentlichten Studie wurde ein niedriger Testosteronspiegel mit einem erhöhten Risiko, an Herzerkrankungen und anderen Gründen zu sterben, in Verbindung gebracht.

DIE BEWERTUNG VON NIEDRIGEM TESTOSTERON

Reduzierter Sexualtrieb oder Probleme, eine Erektion aufrechtzuerhalten, sind Anzeichen dafür, dass ein Arztbesuch erforderlich ist. Ein niedriger Testosteronspiegel kann mit einem einfachen Bluttest in der Arztpraxis diagnostiziert werden. Der Testosteronspiegel schwankt im Laufe des Tages, daher müssen Sie den Test möglicherweise mehr als einmal durchführen. Ihr Arzt kann morgens als erstes Blut abnehmen, wenn der Testosteronspiegel normalerweise seinen Höhepunkt erreicht.

DER PROZESS DER BEHANDLUNG VON NIEDRIGEM TESTOSTERON

Eine Ersatztherapie mit Testosteron kann empfohlen werden, wenn Ihre Werte niedrig sind. Die Urology Support Foundation berichtet, dass die Mehrheit der Männer, die an niedrigem Testosteron leiden, Testosterongel auf ihre Arme und Schultern auftragen. Sie können auch einen Schuss in einen Muskel bekommen oder Sie können ein Pflaster anbringen, das langsam Testosteron in Ihren Blutkreislauf freisetzt. Subkutane Pellets sind eine weitere Option. Neben der injizierbaren Therapie stehen orale Ersatztherapien zur Verfügung. Das Wachstum von Krebs kann durch Testosteron gefördert werden, daher wird es Männern mit Prostatakrebs nicht empfohlen, es einzunehmen.

WISSEN, WANN EINE THERAPIE BENÖTIGT WIRD

Viele Pharmaunternehmen haben vor kurzem damit begonnen, Medikamente zur Behandlung von niedrigen Testosteronspiegeln (oder „niedrigem T") zu vermarkten. Eine 2011 veröffentlichte Forschungsarbeit ergab, dass die Zahl der Männer über 40, die eine Testosterontherapie angewendet haben, zwischen 2001 und 2011 zugenommen hat. Wenn Sie unter Testosteronmangel leiden, sollten Sie sich testen lassen, um sicherzustellen, dass Sie tatsächlich eine Behandlung benötigen.

Kapitel 3

Hypogonadismus

Hypogonadismus ist durch eine geringe oder fehlende Produktion von Sexualhormonen durch die Keimdrüsen gekennzeichnet. Jugendliche und Erwachsene beiderlei Geschlechts sind anfällig. Der Mangel an sexuellem Verlangen oder Libido ist ein Symptom dieser Krankheit. Hypogonadismus, auch Gonadendefizit genannt, ist durch das Fehlen eines oder beider Hoden gekennzeichnet.

ERKLÄREN SIE DEN HYPOGONADISMUS

Hypogonadismus ist ein Zustand, bei dem die Hoden und Eierstöcke unzureichende Mengen an Sexualhormonen produzieren.

Die Hoden und Eierstöcke sind die beiden Hauptbestandteile der Geschlechtsdrüsen, die oft als Keimdrüsen bezeichnet werden. Hormone, die von beiden Geschlechtern ausgeschüttet werden, spielen eine Rolle bei der Regulierung sekundärer Geschlechtsmerkmale wie dem Wachstum von Brustgewebe bei Frauen und Hoden bei Männern sowie der Haarbildung in der Schamgegend. Der Menstruationszyklus und die Spermienproduktion hängen beide von Sexualhormonen ab.

Hypogonadismus ist ein Zustand, bei dem einer oder beide Hoden unterentwickelt sind. Wenn es bei Männern auftritt, kann es als niedriger Serumtestosteronspiegel oder Andropause bezeichnet werden.

Die Mehrheit der Patienten, die wegen dieser Krankheit behandelt werden, verbessert sich signifikant.

WIE VIELE UNTERSCHIEDLICHE FORMEN VON HYPOGONADISMUS GIBT ES GENAU

Primärer und zentraler Hypogonadismus sind die beiden Kategorien dieser Störung.

Hypogonadismus des primären Hypothalamus

Einfach ausgedrückt: Wenn Sie an primärem Hypogonadismus leiden, produzieren Ihre Keimdrüsen nicht genügend Sexualhormone. Ihr Gehirn sendet immer noch Signale an Ihre Keimdrüsen, um Hormone zu produzieren, aber Ihre Keimdrüsen sind dazu nicht in der Lage.

HYPOGONADISMUS, DER IM KÖRPER ZENTRIERT IST

Wenn Sie einen zentralen Hypogonadismus haben, liegt das Problem auf der zerebralen Ebene. Die Fehlfunktion Ihrer Gonaden ist auf Probleme mit Ihrem Hypothalamus und Ihrer Hypophyse zurückzuführen.

WARUM GIBT ES HYPOGONADISMUS?

Primärer Hypogonadismus hat eine Reihe von Ursachen.

Zu den Krankheiten, die durch den Angriff des Körpers auf sich selbst verursacht werden, gehören Addison und Hypoparathyreoidismus.

Turner-Syndrom, Klinefelter-Syndrom und andere genetische Erkrankungen gefährliche Erkrankungen, insbesondere Hodenmumps chronische Leber- und Nierenerkrankungen noch nicht abgestiegene Hoden Hämochromatose, ein Zustand, der durch eine übermäßige Menge an absorbiertem Eisen verursacht wird Kontamination mit Strahlung Veränderung der Genitalien .

MÖGLICHE URSACHEN FÜR ZENTRALEN HYPOGONADISMUS SIND UNTER ANDEREM

Krankheit der Gene, wie das Kalman-Syndrom, abnormale Entwicklung des Hypothalamus

Probleme mit der Hypophyse

Erkrankungen mit Entzündungen wie Sarkoidose, Tuberkulose und Histiozytose

FETTLEIBIGKEIT

schnell purzelnde Pfunde

Mängel in der Ernährung

Injektion von Steroiden oder Opioiden

Chirurgischer Eingriff am Gehirn

Kontamination mit Strahlung

Wenn Sie einen Schaden an Ihrem Hypothalamus oder Ihrer Hypophyse erlitten haben, haben Sie möglicherweise Probleme, Ihre Emotionen zu kontrollieren.

das Vorhandensein eines Tumors auf oder in der Nähe der Hypophyse

ERKLÄREN SIE DIE ZEICHEN VON HYPOGONADISMUS

Ausbleiben der Menstruation

unzureichende oder keine Brustentwicklung

das Auftreten plötzlicher, starker Hitze

Glatzenbildung ist der Verlust von Haaren an einer beliebigen Stelle des Körpers.

Fehlen oder Schwierigkeiten bei der Aufrechterhaltung des sexuellen Verlangens

milchiges Brustsekret

MÄNNER KÖNNEN UNTER ANDEREM DIE FOLGENDEN SYMPTOME HABEN

Haarausfall

Rückgang der Muskelmasse

Ungewöhnliche Entwicklung der Brüste

Penis- und Hodenwachstumsverzögerung

ED oder Impotenz,

Osteoporose

Fehlen oder Schwierigkeiten bei der Aufrechterhaltung des sexuellen Verlangens

Unfruchtbarkeit

Ermüdung

das Auftreten plötzlicher, starker Hitze

Probleme beim Fokussieren

WIE IDENTIFIZIEREN MEDIZINISCHE FACHKRÄFTE HYPOGONADISMUS BEI EINEM PATIENTEN?

Um sicherzustellen, dass Ihre sexuelle Entwicklung Ihrem Alter entspricht, wird Ihr Arzt eine körperliche Untersuchung durchführen. Sie können einen Blick auf Ihre Muskulatur, Haare und Genitalien werfen.

TESTS FÜR HORMONE

Zunächst wird Ihr Arzt wahrscheinlich Ihren Sexualhormonspiegel bewerten, wenn er einen Hypogonadismus vermutet. Um Ihren Spiegel des follikelstimulierenden Hormons (FSH) und des luteinisierenden Hormons (LH) zu bestimmen, ist ein Bluttest erforderlich. Fortpflanzungshormone werden von der Hypophyse produziert.

Wenn Sie eine Frau sind, wird Ihr Östrogenspiegel überprüft. Das

Testosteron eines Mannes wird überprüft. Der Hormonspiegel wird normalerweise morgens als erstes gemessen. Ihr Arzt kann auch eine Samenanalyse anfordern, wenn Sie ein Mann sind und wissen möchten, wie viele Spermien Sie haben. Eine niedrige Spermienzahl kann ein Hinweis auf Hypogonadismus sein.

Um eine Diagnose zu bestätigen und mögliche Gründe auszuschließen, kann Ihr Arzt zusätzliche Blutuntersuchungen durchführen.

Die Produktion von Sexualhormonen kann durch den Eisenspiegel beeinflusst werden. Ihr Arzt kann einen Bluttest durchführen, um nach Anzeichen einer Hämochromatose zu suchen, die ungewöhnlich hohe Eisenwerte im Blut verursacht.

Prolaktinspiegel sind etwas anderes, was Ihr Arzt möglicherweise überprüfen möchte. Obwohl es bei Frauen häufiger vorkommt, ist Prolaktin ein Hormon, das bei beiden Geschlechtern vorhanden ist und das Wachstum und die Produktion von Brustgewebe und Milch bei stillenden Müttern fördert.

Schilddrüsenhormonspiegel sind etwas anderes, was Ihr Arzt sich ansehen kann. Hypogonadismus-ähnliche Symptome können auch durch Schilddrüsenprobleme hervorgerufen werden.

UNTERSUCHUNG DES BILDES

Diagnostische bildgebende Verfahren werden immer weiter verbreitet. Mit Hilfe von Schallwellen kann ein Ultraschall ein Bild der Eierstöcke erzeugen, das eine gründliche Untersuchung des Fortpflanzungssystems ermöglicht.

Wenn Ihr Arzt vermutet, dass Sie einen Tumor in Ihrer Hypophyse haben, kann er oder sie eine MRT- oder CT-Untersuchung anordnen, um ihn zu erkennen.

HYPOGONADISMUS BEI FRAUEN WIE MAN IHN BEHANDELT

Die Behandlung von Frauen beinhaltet einen Anstieg der weiblichen Sexualhormone.

Wenn Sie eine Hysterektomie hatten, ist eine Östrogenmedikation wahrscheinlich Ihre erste Verteidigungslinie. Zugesetztes Östrogen kann oral oder über ein transdermales Pflaster eingenommen werden.

Wenn Sie keine Hysterektomie hatten, kann Ihr Arzt eine Kombination aus Östrogen und Progesteron verschreiben, um die Wahrscheinlichkeit zu verringern, dass durch einen hohen Östrogenspiegel ein Endometriumkarzinom entsteht. Wenn Sie Östrogen einnehmen, kann die Einnahme von Progesteron dazu beitragen, Ihr Risiko, an Endometriumkarzinom zu erkranken, zu verringern.

Die Symptome können gezielt durch den Einsatz alternativer Heilmittel angegangen werden. Reduzierte Libido kann durch niedrige Dosierungen von Testosteron geholfen werden. Injektionen von humanem Choriongonadotropin und /oder FSH-Tabletten werden verwendet, um den Eisprung bei Frauen auszulösen, die Probleme haben, schwanger zu werden oder regelmäßige Perioden zu haben.

HYPOGONADISMUS-BEHANDLUNG FÜR MÄNNER

Das männliche Sexualhormon heißt Testosteron. Die Behandlung von Hypogonadismus bei Männern beinhaltet typischerweise eine Testosteronersatztherapie. Eine Testosteronersatztherapie kann durch erhalten werden

Injektion

Patch

Gel

Pastille

Gonadotropin-Releasing-Hormon-Injektionen können die Pubertät verursachen oder die Spermatogenese stimulieren.

Medikamente gegen Hypogonadismus für beide Geschlechter

Wenn ein Hypophysentumor für Hypogonadismus verantwortlich ist, ist die Behandlung für beide Geschlechter gleich. Verfahren, die in dem Bemühen verwendet werden können, den Tumor zu reduzieren oder zu eliminieren, schließen ein

Strahlung

Medikation

Chirurgie

WIE SEHEN DIE DINGE AUF DER STRASSE AUS

Hypogonadismus ist eine langfristige Erkrankung, die eine Therapie für den Rest des Lebens erfordern kann, es sei denn, sie wird durch etwas verursacht, das behoben werden kann. Wenn Sie die Einnahme Ihrer Sexualhormon-Medikamente abbrechen, kann Ihr Hormonspiegel sinken.

Die Suche nach Hilfe von einem Therapeuten oder einer Selbsthilfegruppe kann vor, während und nach der Behandlung von Vorteil sein. Erhöhte Testosteronspiegel sind von Vorteil.

TESTOSTERON ... WAS IST DAS

Die Hoden von Männern und die Eierstöcke und Nebennieren von Frauen sind die primären Orte der Testosteronproduktion. Dieses Hormon spielt eine zentrale Rolle bei der

Gestaltung des männlichen Körpers und der Persönlichkeit. Der Testosteronspiegel bei Frauen ist deutlich niedriger. Die Produktion von Testosteron steigt zwischen der Pubertät und dem frühen Erwachsenenalter um den Faktor 30 an. Normale jährliche Abnahmen treten nach dem frühen Erwachsenenalter auf. Nach dem 30. Lebensjahr kann es zu einem Verlust der körperlichen Leistungsfähigkeit um ein Prozent kommen.

UNTER DEN VIELEN WICHTIGEN FUNKTIONEN VON TESTOSTERON SIND

Knochen und Muskeln

Menschliche Körperbehaarung, einschließlich Scham- und Gesichtsbehaarung

Vertiefung der Stimme durch körperliche Mittel

Leidenschaft für Sex

Zustand des Geistes und der Existenz

Geschick mit Worten und Intelligenz

Wenn Sie sich Sorgen über einen niedrigen Testosteronspiegel machen, vereinbaren Sie einen Termin mit Ihrem Arzt. Da reduziertes Testosteron ein normaler Bestandteil des Alterns ist, können einige Symptome, wie der Verlust von Muskelmasse, die Zunahme von Körperfett oder Impotenz, Anzeichen für etwas anderes sein.

Wenn Ihr Arzt bei Ihnen einen niedrigen Testosteronspiegel (auch bekannt als Hypogonadismus) diagnostiziert oder aus einem anderen Grund Testosteronersatzmedikamente empfohlen hat, kann eine Erhöhung Ihres Testosteronspiegels für Sie von Interesse sein. Die Erhöhung Ihres Testosteronspiegels hat möglicherweise keine spürbaren Auswirkungen, wenn Ihr Spiegel bereits normal ist. Nur Männer mit niedrigem Testosteronspiegel wurden auf die unten aufgeführten verbesserten Vorteile untersucht.

WARUM IST ES VORTEILHAFT, DEN TESTOSTERONSPIEGEL ZU ERHÖHEN?

Starkes Herz-Kreislauf-System und Blut

Das sauerstoffreiche Blut, das von einem starken Herzen gepumpt wird, lässt die Muskeln und Organe des Körpers optimal funktionieren. Die Produktion von RBCs im Knochenmark wird durch Testosteron unterstützt. Zahlreiche Herz-Kreislauf-Probleme wurden mit niedrigen Testosteronspiegeln in Verbindung gebracht.

Gibt es jedoch Hinweise darauf , dass eine Testosteronersatztherapie bei Herz-Kreislauf-Erkrankungen hilft? Forschungsergebnisse aus einer zuverlässigen Quelle sind nicht schlüssig. Die Testosterontherapie für Männer mit

Herzerkrankungen führte laut kleinen Studien Anfang der 2000er Jahre zu bescheidenen Verbesserungen. Einige Leute haben sogar ihre vorherige Gehstrecke verdreifacht! Eine weitere Untersuchung ergab, dass die Hormontherapie Angina-Schmerzen nicht linderte, sondern den Durchmesser gesunder Arterien vergrößerte.

Jüngste Untersuchungen mit mehr als 83.000 Männern ergaben, dass Männer, deren Testosteronspiegel normalisiert waren, das Risiko eines Herzinfarkts um 24 % und eines Schlaganfalls um 36 % reduzierten.

REDUZIERTES FETT, ERHÖHTE MUSKELMASSE

Muskelwachstum ist ein Testosteron-getriebenes Phänomen. Muskelatrophie und erhöhte Stoffwechselrate profitieren beide von einer schlankeren Körperzusammensetzung. Studien haben gezeigt, dass die Behandlung eines niedrigen Testosteronspiegels zu einer Reduzierung des Körperfetts und einer Verbesserung der Muskelmasse und -kraft bei Männern führen kann. Einige Männer bemerkten eine Veränderung der mageren Körpermasse, aber keine Verbesserung der Kraft. Die Kombination von Testosteronersatzmedikamenten mit Gewichtheben und körperlicher Aktivität ist optimal.

HÖHERE KNOCHENDICHTE

Die Knochenmineraldichte wird maßgeblich durch Testosteron beeinflusst. Mit zunehmendem Alter sinkt der Testosteronspiegel bei Männern auf natürliche Weise, was sich negativ auf die Knochendichte auswirkt. Als Folge davon besteht eine größere Wahrscheinlichkeit, Knochenbrüchigkeit und Osteoporose zu entwickeln. Sportler profitieren von starken Knochen, da sie eine stabile Grundlage für ihre Muskeln und inneren Organe bilden.

Solange die Dosierung hoch genug ist, fördert die Testosterontherapie nachweislich die Knochendichte. In klinischen Studien zur Bewertung des Einflusses von Testosteron auf die Knochendichte wurde eine Zunahme der Knochendichte in der Wirbelsäule und den Hüften beobachtet. In einer separaten Studie, in der Frauen während der Andropause mit Männern verglichen wurden, wurde beobachtet, dass die Knochenmineraldichte mit Testosteron zunahm. Es ist jedoch unklar, ob Testosteron zur Verringerung des Frakturrisikos beitragen kann.

Eine erhöhte Kapazität für verbales Gedächtnis, visuelle Wahrnehmung oder logische Analyse

Studien zufolge haben Männer, deren Verhältnis von Gesamttestosteron zu Östrogen höher ist, auch ein geringeres Risiko, an Alzheimer zu erkranken. Testosteron wurde mit verbesserten kognitiven Funktionen wie verbalem Gedächtnis und

Verarbeitungsgeschwindigkeit in Verbindung gebracht. Männer im Alter von 34 bis 70 Jahren, die eine Testosterontherapie erhielten, zeigten ein verbessertes räumliches Gedächtnis.

VERSTÄRKTE Libido

Wenn ein Mann sexuell erregt und aktiv ist, steigt sein Testosteronspiegel auf natürliche Weise an. Männer, die mehr vom Hormon Testosteron haben, neigen dazu, sich insgesamt mehr sexuellen Aktivitäten zu widmen. Damit ältere Männer ihre Libido und Erektionen aufrechterhalten können, müssen sie mehr Testosteron aufnehmen. Es sollte jedoch beachtet werden, dass ein niedriger Testosteronspiegel nicht immer die Ursache für eine erektile Dysfunktion ist.

Forschungsergebnisse deuten darauf hin, dass eine Testosterontherapie die sexuelle Gesundheit und Funktion verbessern kann. Die Forschung zeigt auch, dass es eine Obergrenze für den

Testosteronspiegel gibt, über die hinaus keine weitere Reaktion gezeigt wird. Eine Erhöhung des Testosteronspiegels verbessert möglicherweise nicht die Libido bei Männern, die keinen Hypogonadismus haben.

HEBENDE LEIDENSCHAFT

Die Lebensqualität nimmt mit sinkendem Testosteronspiegel ab. Niedrige Testosteronmengen können eine Vielzahl negativer Emotionen und Verhaltensweisen wie Depressionen, Erschöpfung und Reizbarkeit verursachen. Es gibt jedoch Hinweise aus einigen Studien, die darauf hindeuten, dass dies nur für Männer mit Hypogonadismus gilt. Diejenigen Männer, deren Körper von Natur aus den Testosteronspiegel senkt, zeigten keine Anzeichen einer verstärkten Depression.

Eine Ersatztherapie mit Testosteron kann unterschiedliche emotionale Ergebnisse haben. Quellenbehandlung für Hypogonadismus bei Männern führte zu mehr Glück, weniger Müdigkeit und weniger Irritation. Zusätzlich zu ihrer potenziellen Wirksamkeit als psychiatrische Behandlung hat sich diese Methode in Studien als Antidepressivum als vielversprechend erwiesen.

DIE GEFAHREN DER TESTOSTERON-ERSATZTHERAPIE.

Verschreibungspflichtige Testosterontherapien umfassen Gele, Hautpflaster und Injektionen. Jedes kann bei manchen Menschen einige unerwünschte Wirkungen hervorrufen. Es ist möglich, dass Pflaster Hautirritationen verursachen. Eine intramuskuläre Injektion zu erhalten, könnte Ihre Disposition beeinträchtigen. Lassen Sie niemanden das Gel verwenden, nachdem Sie es selbst ausprobiert haben.

Dies sind einige der möglichen negativen Folgen einer Testosteronersatztherapie

Verschlechterung der Akne

Um Flüssigkeiten drin zu halten

die Notwendigkeit, häufiger zu urinieren

Verbesserung der Büste

reduzierte Spermienzahl

Reduzierte Anzahl von Spermien

Die Aggression ist eskaliert

Bei Männern, die Brust- oder Prostatakrebs hatten, wird eine Testosterontherapie nicht empfohlen. Die Anwendung einer Testosteronersatzbehandlung wurde auch mit einer Verschlechterung der Schlafapnoe bei älteren Erwachsenen in Verbindung gebracht.

DENKEN SIE DARAN, TESTOSTERON-INJEKTIONEN ZU ERHALTEN

Wenn Ihre Werte im normalen Bereich liegen, ist keine Behandlung erforderlich. Männer mit niedrigem Testosteronspiegel können stark von einer Testosteronersatztherapie profitieren. Sie sollten Testosteron niemals ohne ärztliche Verordnung bekommen. Wenn Sie befürchten, dass Ihr Testosteronspiegel zu niedrig ist, ist es wichtig, einen Arzt aufzusuchen. Der Testosteronspiegel kann mit einem Bluttest gemessen werden, der auch andere Gesundheitsprobleme aufdecken kann.

Sowohl Mediziner als auch Akademiker sind sich uneinig darüber, ob eine Testosteronersatzbehandlung tatsächlich funktioniert oder nicht. Experten sind sich einig, dass die Studienergebnisse für die meisten Krankheiten widersprüchlich sind.

Eine optimale Gesundheit und der Erfolg einer Testosterontherapie hängen von einer ausgewogenen Ernährung und regelmäßiger Bewegung ab. Es wird empfohlen, eine Nachuntersuchung und Überwachung durchführen zu lassen.

Kapitel 4

DAS ALTER VERWANDTE VERÄNDERUNGEN DES TESTOSTERONS

Bei beiden Geschlechtern wirkt Testosteron als starkes Hormon. Zu seinen vielen Vorteilen gehört die Fähigkeit, das sexuelle Verlangen zu mäßigen, die Spermienproduktion zu steuern, Muskelmasse aufzubauen und die Vitalität zu steigern. Menschliche Feindseligkeit und Konkurrenzdenken sind nur zwei Verhaltensweisen, die dadurch beeinflusst werden können.

Die Produktion von Testosteron nimmt natürlich mit dem Alter ab. Dies kann eine

Vielzahl von Nebenwirkungen haben, einschließlich eines verminderten Sexualtriebs. Niedriger Testosteronspiegel ist ein normaler Aspekt des Alterungsprozesses, obwohl er Anlass zur Sorge geben kann.

NORMALE MENGEN VON TESTOSTERON

Schilddrüsengesundheit, Proteinverfügbarkeit und andere Faktoren beeinflussen alle, was einen „normalen" oder „gesunden" Testosteronspiegel im Blut ausmacht.

Um als normal zu gelten, muss der Testosteronspiegel eines Mannes mindestens 300 ng/dL betragen, wie von der American Urological Association (AUA) in ihren neuesten Richtlinien angegeben. Bei Männern ist ein niedriger Testosteronspiegel definiert als eine Serumkonzentration von weniger als 300 ng/dL.

Wenn ein Mann ins Erwachsenenalter eintritt, steigt sein Testosteronspiegel bis etwa zum Alter von 18 oder 19 Jahren an und fällt dann allmählich ab.

VOR DER GEBURT

Während der Schwangerschaft ist Testosteron für ein gesundes fötales Wachstum und eine gesunde Entwicklung unerlässlich. Die Reifung des männlichen Fortpflanzungssystems steht unter seinem wachsamen Auge.

Eine Studie mit 60 Kindern legt nahe, dass der vorgeburtliche Testosteronspiegel auch das Aktivitätsgleichgewicht zwischen der rechten und linken Gehirnhälfte beeinflussen kann.

Die Entwicklung des fötalen Gehirns hängt davon ab, dass der Testosteronspiegel in einem relativ begrenzten Bereich bleibt. Intensive Mengen an Testosteron während der Schwangerschaft wurden mit Autismus in Verbindung gebracht.

VOM FRÜHEN ERWACHSENENZEITRAUM BIS ZUM SPÄTEN JUGENDLICHEN

Die höchsten Testosteronspiegel treten zwischen der Pubertät und dem frühen Erwachsenenalter auf.

Während der Pubertät manifestieren sich Testosteron und andere Androgene zum ersten Mal körperlich bei jungen Männern. Wenn ein Junge zum Mann wird, entwickelt er eine tiefere Stimme, breitere Schultern und kantigere Gesichtszüge.

ERWACHSENSEIN

Nach dem 30. Lebensjahr kann der Testosteronspiegel eines Mannes jährlich um etwa 1 % sinken.

Die Eierstöcke sind der primäre Ort der Testosteronproduktion bei prämenopausalen Frauen. Nach der Menopause, die typischerweise zwischen dem 45. und 55. Lebensjahr beginnt, sinken die Werte.

MÄNNLICHE
HORMONMANGELSYMPTOME

Die Menge an Testosteron in Ihrem System kann mit einem Bluttest bestimmt werden.

Ein niedriger Testosteronspiegel kann jedoch auch eine Folge von medizinischen Störungen sein, die von Geburt an vorhanden sind. Ein niedriger Testosteronspiegel ist möglich, wenn Ihre Hoden oder Eierstöcke, die für die Produktion des Hormons verantwortlichen Organe, durch eine Krankheit geschädigt wurden.

Alterung kann zu einem Rückgang der Werte führen. Andererseits hat Amerika seine eigenen Probleme. Die FDA rät von einer Testosteronersatzbehandlung (TRT) ab, wenn die Werte aufgrund des Alterns niedrig sind.

VERÄNDERUNGEN DER SEXUELLEN FUNKTION KÖNNEN AUFTRETEN, WENN DER TESTOSTERONSPIEGEL ZU NIEDRIG IST

geringe Libido oder fehlendes sexuelles Verlangen

reduzierte Anzahl von 'Akten der Männlichkeit'

Impotenz

Beeinträchtigung der Fähigkeit, eine Erektion zu bekommen oder aufrechtzuerhalten (ED)

Unfruchtbarkeit

ZUSÄTZLICHE SYMPTOME NIEDRIGER TESTOSTERONSPIELE SIND

Veränderungen in der Art und Weise, wie man schläft

Probleme beim Fokussieren

Versäumnis, zum Handeln anzuregen

Erschöpfte Muskelmasse und Kraft

Verlust von Knochenmasse

der Zustand, ungewöhnlich große männliche Brüste zu haben

Depression

Ermüdung

Sie sollten sich auf niedrige Testosteronspiegel untersuchen lassen, wenn Sie vermuten, dass Sie diese haben könnten.

BEZIEHUNGEN ZWISCHEN FRAUEN UND TESTOSTERON

Während Testosteron in erster Linie ein männliches Hormon ist, ist es für beide Geschlechter essentiell. Bei Frauen ist weniger Testosteron vorhanden als bei Männern.

Nachdem eine Frau die Menopause erreicht hat, beginnt ihr Östrogenspiegel zu sinken. Dies könnte zu einem leichten Anstieg ihrer Androgenspiegel (männliche Hormone) führen. Der Testosteronspiegel kann auch durch Krankheiten wie das polyzystische Ovarialsyndrom (PCOS) beeinflusst werden.

BEI FRAUEN KÖNNEN HOHE TESTOSTERONSPIELE IM BLUT ZU

Haarausfall auf der Kopfhaut

Akne

Periodenunterbrechungen oder Abwesenheiten

Entwicklung eines Bartes oder Schnurrbartes

Unfruchtbarkeit

Unfruchtbarkeit ist ein weiteres mögliches Ergebnis von niedrigem Testosteron bei Frauen, gefolgt von brüchigen Knochen und mangelndem Interesse an sexueller Aktivität.

DIAGNOSE UND PRÜFUNG

Ein niedriger Testosteronspiegel lässt sich am besten mit einem Besuch beim Arzt für eine körperliche Untersuchung und einige Blutuntersuchungen diagnostizieren.

Ihr Arzt wird Ihren allgemeinen Gesundheitszustand und Ihre sexuelle Reife beurteilen. Es wird empfohlen, die Blutprobe vor 10 Uhr abzunehmen, da der Testosteronspiegel morgens am höchsten ist. mit jüngeren Männchen. Bis 14 Uhr können Männer über 45 den Test ablegen.

und dennoch zuverlässige Ergebnisse erhalten.

Die mit dem Bluttest verbundenen Risiken sind gering, können jedoch Blutungen, Beschwerden an der Injektionsstelle oder Infektionen umfassen.

AUSWIRKUNGEN VON ÜBERMÄSSIGEM ODER UNGENÜGENDEM TESTOSTERON

Anzeichen eines niedrigen Testosteronspiegels können nur Teil des Älterwerdens sein, aber sie können auch auf etwas Ernsteres hinweisen. Hier sind einige davon

Reaktion auf Medikamente

Störungen der Schilddrüse

Depression

schwer betrinken

Niedrigere Testosteronspiegel können aus einer Reihe von Faktoren resultieren, einschließlich, aber nicht beschränkt auf

Hoden- oder Eierstockkrebs

Unwirksamkeit der Hoden

niedrige Gonadenhormonproduktion, oft bekannt als Hypogonadismus.

Unreife sexuelle Entwicklung

Zustand, der lange anhält, wie Diabetes oder Nierenerkrankungen

extreme Fettleibigkeit

Bestrahlung oder Chemotherapie

Verwendung von Opioiden

angeborene Defekte, die auf ein fehlerhaftes Gen zurückgeführt werden können, wie das Klinefelter-Syndrom

Hohe Mengen an Testosteron können die Folge sein

PCOS

CAH ist eine Erkrankung, die Frauen von Geburt an betrifft.

Krebserkrankungen der Nebennieren oder Keimdrüsen

Wegbringen

Ihr Arzt kann Ihnen trt empfehlen, wenn er feststellt, dass Ihr Testosteronspiegel zu niedrig ist. Formen von Testosteron umfassen

die Verabreichung eines Schusses

ein Pflaster

Topisches Gel für die Haut

Gel in die Nasenwege eingeführt

Pellcts, die chirurgisch unter er eingesetzt werden Haut

Zur Behandlung eines erhöhten Testosteronspiegels bei Frauen stehen eine Reihe von Arzneimitteln zur Verfügung.

orale Verhütungsmethoden

SPIRONOLACTON ALDACTON

Die Sorge über einen verringerten Testosteronspiegel ist nur natürlich. Dies ist jedoch als natürliche Folge des Älterwerdens zu erwarten. Wenn Sie besorgt sind oder ungewöhnliche Symptome zeigen, ist es wichtig, einen Termin mit Ihrem Arzt zu vereinbaren.

Kapitel 5

METHODEN, DIE NACHWEISLICH TESTOSTERON NATÜRLICH STEIGERN

Das Hormon Testosteron beeinflusst alles von der sexuellen Leistungsfähigkeit bis hin zur Wahrscheinlichkeit, an bestimmten Krankheiten zu erkranken. Entdecken Sie, wie natürliche Methoden wie Gewichtheben Ihnen helfen können, Ihren Testosteronspiegel zu erhöhen.

Das primäre androgene Hormon bei Männern ist Testosteron. Einige Spurenmengen sind auch bei Menschen vorhanden, denen bei der Geburt eine Frau zugeordnet wurde.

Die Hoden und Eierstöcke sind die Hauptorgane, die für die Produktion dieses Steroidhormons verantwortlich sind. Kleine Mengen werden auch von den Nebennieren produziert.

EINE GUTE NACHTRUHE BEKOMMEN

Schlafmangel wurde mit einem verringerten Testosteronspiegel und anderen essentiellen Hormonen und Substanzen in Verbindung gebracht.

Männer, die nicht genug Schlaf bekommen, können laut einer Studie der University of Source einen Rückgang des Testosteronspiegels feststellen.

Nachdem 10 gesunde Männer, alle ungefähr 24 Jahre alt, 1 Woche lang jede Nacht 8 Stunden zu Hause geschlafen hatten, verbrachten sie die folgenden 11 Nächte in einem Labor. In den ersten drei Nächten bekamen sie eine volle Nachtruhe von 10 Stunden, aber in den nächsten acht waren sie gezwungen, ihren Schlaf auf nur fünf zu beschränken. In der Nacht vor der 10-stündigen Schlafbeschränkung kontrollierten die Ärzte ihr Blut alle 15 bis 30 Minuten.

Der Studie zufolge senkt Schlafentzug für nur eine Woche den Testosteronspiegel tagsüber um bis zu 15 %. Im Gegensatz dazu nimmt der Testosteronspiegel bei gesunden Erwachsenen mit dem Alter allmählich um nur 2 % pro Jahr ab.

Schlaf zu einer Priorität zu machen, kann helfen, den Testosteronspiegel aufrechtzuerhalten. Mindestens sieben oder acht Stunden Schlaf pro Nacht sollten ein tägliches Ziel sein. Schlafstörungen sollten mit einem Arzt besprochen werden.

GUTES ESSEN ERFORDERT DISZIPLIN

Es ist seit langem bekannt, dass eine gesunde Ernährung entscheidend ist, um den Testosteronspiegel und die allgemeine Gesundheit auf einem optimalen Niveau zu halten. Eine Berichtsquelle legt nahe, dass ein niedriger Testosteronspiegel und Übergewicht sowohl zu einer Reihe von entzündlichen Erkrankungen als auch zu einer verminderten Gehirnfunktion beitragen können.

Es wurde gezeigt, dass der Hormonspiegel durch übermäßiges Essen und Jo-Jo-Diäten gestört wird. Menschen, die anstrengende körperliche Aktivitäten wie Sport ausüben, bemerken diesen Effekt eher.

Eine Ernährung, die reich an Vollwertkost ist und ein ausgewogenes Verhältnis von Fetten, Kohlenhydraten und Proteinen bietet, ist optimal. Die Aufrechterhaltung eines gesunden hormonellen Gleichgewichts ist nur ein weiterer Vorteil einer ausgewogenen und nahrhaften Ernährung, die Ihnen helfen kann, ein langes und glückliches Leben zu führen.

ABNEHMEN

Der Testosteronspiegel von übergewichtigen Männern ist nachweislich niedriger. Eine in Clinical Endocrinology Source veröffentlichte Studie ergab, dass der Testosteronspiegel bei übergewichtigen Männern im Alter von 14 bis 20 Jahren im Vergleich zu schlanken Männern im gleichen Alter um bis zu 50 % niedriger war.

BEWEGEN SIE SICH WEITER

Forscher fanden heraus, dass der Testosteronspiegel umso höher war, je körperlich aktiver eine Person war.

Laut der Quelle ist es vorzuziehen, den Testosteronspiegel mit erhöhter körperlicher Aktivität zu erhöhen, anstatt dies allein durch Gewichtsverlust zu tun.

Extreme Aktivität kann jedoch den Testosteronspiegel senken, daher ist Mäßigung der Schlüssel.

In der Tat deutete dieselbe Studie darauf hin, dass ein niedriger Testosteronspiegel ein Problem für Langstreckenläufer sein könnte. Die Autoren der Studie argumentierten, dass niedrige Energieniveaus und schlechte Ernährung schuld sein könnten.

STRESS ÜBERWINDEN

Anhaltender oder andauernder Stress ist schädlich und kann eine Vielzahl von Gesundheitsproblemen verursachen.

Cortisol, das durch Stress erhöht wird, reguliert viele Körperfunktionen, vom Immunsystem bis zum Energieverbrauch.

Hohe Cortisolspiegel unterdrücken Testosteron. Laut der zitierten Studie schwankt der männliche Testosteronspiegel unregelmäßig, wenn Männer unter Stress stehen.

In den zwei Monaten vor ihren Abschlussprüfungen füllten 58 Medizinstudenten und -studentinnen unter Prüfungsstress Fragebögen aus und gaben Speichelproben ab.

Die Testosteronspiegel im Speichel stiegen bei den Männern in der Studie signifikant an, wenn sie durch Prüfungen gestresst waren, aber sie fielen bei den Frauen signifikant ab.

Forscher spekulieren, dass Unterschiede zwischen den Geschlechtern dadurch erklärt werden können, dass männliche Studienteilnehmer eine aggressivere, emotional gehemmtere und nachdenklichere Stressreaktion zeigten.

LEBENSMITTELZUSATZSTOFFE UND VITAMINE

Eine Vitamin-D- Ergänzung wurde laut einer im Journal of Hormone Source veröffentlichten Studie mit einem verbesserten Testosteronspiegel und der Korrektur eines Vitamin-D-Mangels in Verbindung gebracht.

Der Vitamin-D-Spiegel kann auch aufrechterhalten werden, indem man sich täglich mindestens 15 Minuten dem Sonnenlicht aussetzt. Lachs und andere fetthaltige Fische sowie angereicherte Milch- und Getreideprodukte sind gute Nahrungsquellen für Vitamin D.

DHEA Dehydroepiandrosteron ist ein Hormon, das an der Bildung von Testosteron und anderen Hormonen beteiligt ist, die das Körperfett regulieren. Der DHEA-Spiegel nimmt wie der Testosteronspiegel mit dem Alter ab. In einem Experiment erhielten ältere Männer DHEA-Ergänzungen. Laut der Studie wurden nach der Einnahme der Nahrungsergänzungsmittel positive, wenn auch geringfügige Veränderungen der Körperzusammensetzung beobachtet.

Der Verzehr von Fisch und Leinsamen, die beide reich an gesunden Fetten sind, kann die Fähigkeit Ihres Körpers verbessern, das von ihm erzeugte DHEA zu nutzen.

Wenn ein Magnesiumdefizit für einen niedrigen Testosteronspiegel verantwortlich ist, kann die Verwendung von Magnesiumpräparaten helfen, normale Werte wiederherzustellen.

Laut einer in der Zeitschrift Biological Trace Element Research veröffentlichten Studie hat sich gezeigt, dass die Einnahme von Nahrungsergänzungsmitteln für mindestens einen Monat das Potenzial hat, den Testosteronspiegel bei allen Personen zu erhöhen. Laut der Studie sehen diejenigen, die regelmäßig Sport treiben, einen stärkeren Testosteronanstieg als ihre weniger aktiven Kollegen.

Wie bei Magnesium kann eine Zinkinsuffizienz zu einer Verringerung des Testosteronspiegels beitragen. Eine 2-Studie mit zuverlässigen Ergebnissen ergab, dass eine 4-wöchige Supplementierung mit Zink einen Abfall des Testosteronspiegels bei sesshaften Männern, die trainierten, verhinderte.

Magnesium- und Zinkmangel hingegen kann mit Nahrung behandelt werden. Zu den magnesiumreichen Lebensmitteln gehören Vollkornprodukte und dunkles Blattgemüse. Dunkles Grün, Leinsamen und Kürbiskerne sind weitere gute Quellen für Zink.

Kreatin ist weithin dafür bekannt, den Testosteronspiegel zuverlässig und bescheiden zu erhöhen. In einer 2006 durchgeführten Studie fand Source heraus , dass College-Football-Spieler nach mindestens 10-wöchiger Einnahme von Kreatin einen erhöhten Testosteronspiegel aufwiesen. Der proteinreiche Lachs, Thunfisch und Rindfleisch enthalten alle von Natur aus Kreatin.

Bewertung verschreibungspflichtiger Medikamente

Während es viele Probleme gibt, die durch die Verwendung verschreibungspflichtiger Medikamente behoben werden können, ist ein niedriger Testosteronspiegel eine häufige Nebenwirkung.

Eine Forschungsquelle legt nahe, dass Statine, eine Art cholesterinsenkende Medikamente, teilweise auch durch die Senkung des Testosteronspiegels im Körper wirken können.

Jeder, der das Gefühl hat, dass ein niedriger Testosteronspiegel mit verschriebenen Medikamenten zusammenhängt, sollte diese Bedenken seinem Arzt mitteilen.

HALTEN SIE SICH VON ALKOHOL UND DROGEN FERN

Niedriger Testosteronspiegel wurde mit Drogenmissbrauch in Verbindung gebracht.

Die National Institutes of Health berichten, dass Alkoholkonsum die Funktion der Hoden und anderer Fortpflanzungsorgane bei Männern beeinträchtigen kann.

Darüber hinaus können die Auswirkungen von Alkohol auf den Körper, wie z. B. das Hervorrufen von Hormonreaktionen und Zellschäden, zu einem verringerten Testosteronspiegel führen.

MÖGLICHE NAHRUNGSMITTEL ZUR ERHÖHUNG VON TESTOSTERON

Ein niedriger Testosteronspiegel tritt häufig mit zunehmendem Alter auf, kann aber auch durch Dinge wie bestimmte Medikamente, hohen Körperfettanteil und bestimmte Gesundheitsstörungen verursacht werden .

Hypogonadismus, oft bekannt als niedriger Testosteronspiegel oder niedriger Testosteronspiegel, wird diagnostiziert, wenn der Testosteronspiegel im Serum unter 300 ng/dl liegt. Die Ersatztherapie mit Testosteron ist eine medizinische Option für Männer mit niedrigem Testosteronspiegel.

Hypogonadismus betrifft einen großen Prozentsatz der Bevölkerung. Etwa 40 % der Männer über 45 und 50 % der Männer über 80 werden als hypogonadal diagnostiziert.

Um Ihren Testosteronspiegel auf seinem Höhepunkt zu halten, müssen Sie sich zu einem gesunden Lebensstil verpflichten, zu dem auch eine gute Ernährung gehört. Diäten mit einem hohen Anteil an ultra-verarbeiteten Lebensmitteln und wenig nährstoffreichen Lebensmitteln wurden in einigen Untersuchungen mit einem niedrigeren Testosteronspiegel in Verbindung gebracht.

Wenn Ihr Arzt Ihnen sagt, dass Ihr Testosteronspiegel niedrig ist, tun Sie, was er sagt. Darüber hinaus könnte Ihre Ernährung von einer Zunahme der Arten von Lebensmitteln profitieren, die reich an Nährstoffen sind, die für die Aufrechterhaltung Ihres normalen Testosteronspiegels erforderlich sind.

FISCHARTEN MIT HOHEM GESÄTTIGTEN FETT

Vitamin D, Zink und Omega-3-Fettsäuren sind alle für eine ordnungsgemäße Hormonfunktion unerlässlich, und fetter Fisch wie Lachs und Sardinen sind eine großartige Quelle für alle drei.

Während Studien gezeigt haben, dass der Verzehr von fettreichen Lebensmitteln wie frittierten Lebensmitteln bei manchen Männern einen niedrigen

Testosteronspiegel verursachen kann, haben Studien auch gezeigt, dass fettarme Ernährung den Testosteronspiegel schädigen kann.

Der Testosteronspiegel von Männern, die sich fettarm ernährten, war laut einer Metaanalyse von sechs Studien niedriger als bei Männern, die sich fettreicher ernährten .

Forscher sagten jedoch, dass mehr qualitativ hochwertige Studien erforderlich seien, um diesen Zusammenhang vollständig zu erfassen .

Unabhängig davon ist es wahrscheinlich gut für Ihre Gesundheit, die hormonelle Gesundheit einzubeziehen, um Ihrer Ernährung gesunde Fettquellen wie fetten Fisch hinzuzufügen.

Darüber hinaus sind das in fettem Fisch enthaltene Zink, Vitamin D und Protein wesentliche Bestandteile für eine normale Testosteronfunktion.

Wissenschaftler haben gezeigt, dass der Testosteronspiegel bei Männern mit niedrigem Vitamin-D-Spiegel oft niedriger ist. Da Vitamin D für die reproduktive Gesundheit von Männern von entscheidender Bedeutung ist, ist dies der Fall.

DIESE DUNKLEN BLATTGRÜNE

Magnesium, ein wichtiges Mineral für die Aufrechterhaltung eines optimalen Testosteronspiegels, insbesondere bei älteren Männern, ist in dunklen Blattgemüse reichlich vorhanden.

Einige Forscher glauben, dass, weil Magnesium oxidativen Stress senkt, seine Anwesenheit im Körper mehr Testosteron-Bioaktivität verursacht. Ein Zustand von oxidativem Stress tritt auf, wenn die antioxidativen Abwehrkräfte des Körpers von den freien Radikalen des Körpers überwältigt werden.

Nährstoffe, die oxidativen Stress und Entzündungen bekämpfen, können helfen, den Testosteronspiegel stabil zu halten.

Eine ältere Studie mit Männern ab 65 Jahren zeigte, dass diejenigen, deren Blutmagnesiumspiegel höher waren, auch höhere Testosteronspiegel hatten.

Darüber hinaus brachte eine Studie mit taiwanesischen Männern einen niedrigen Testosteronspiegel mit einem Mangel an grünem Blattgemüse in Verbindung.

Daher kann der Verzehr von mehr magnesiumreichem Gemüse wie Spinat, Grünkohl und Blattkohl dazu beitragen, einen normalen Testosteronspiegel aufrechtzuerhalten.

Schokoladenwaren

Magnesium und Flavonoid-Antioxidantien, die reichlich in Kakaoprodukten wie Kakaopulver und Kakaonibs enthalten sind, sind entscheidend für die Testosteronproduktion.

Flavonoide sind Chemikalien, die in Pflanzen vorkommen und starke antioxidative und entzündungshemmende Wirkungen haben.

Kakaoflavonoide wie Quercetin und Apigenin wurden mit einer Erhöhung der Testosteronproduktion durch eine Art Hodenzelle namens Leydig-Zelle in Verbindung gebracht.

Am besten kaufen Sie Kakaoprodukte, die entweder keinen oder nur sehr wenig Zuckerzusatz enthalten. Wenn Sie nach einer gesunden Alternative zu normaler Schokolade suchen, probieren Sie Kakaopulver, Kakaonibs oder dunkle Schokolade mit niedrigem Zuckergehalt.

AVOCADOS

Gesundes Fett, wie es in Avocados vorkommt, spielt eine Rolle bei der Aufrechterhaltung eines ausgewogenen

Hormonhaushalts. Darüber hinaus sind Avocados reich an Magnesium und einem Mineral namens Bor, die beide den Testosteronspiegel verbessern können.

Bor, ein weit verbreitetes Spurenelement, beeinflusst nachweislich den Testosteronstoffwechsel und bietet Schutz vor dem Abbau von Testosteron im Körper.

Die Ergebnisse von Untersuchungen zu den Auswirkungen von zusätzlichen hohen Bormengen auf den Testosteronspiegel sind widersprüchlich. Die Auswirkungen von Borpräparaten auf den Testosteronspiegel müssen weiter untersucht werden.

Es besteht kein Konsens darüber, ob oder ob die Verwendung von Borpräparaten den Testosteronspiegel erhöht, aber die Aufnahme von Lebensmitteln wie Avocados in Ihre Ernährung kann Ihnen helfen, das benötigte Mineral zu erhalten, und kann dazu beitragen, Ihren Testosteronspiegel stabil zu halten.

EIER

Eigelb ist eine ausgezeichnete Quelle für Protein, gesundes Fett und das antioxidative Mineral Selen.

Einige In-vitro- und Tierversuche deuten darauf hin, dass Selen die Expression spezifischer Gene und der entsprechenden Signalwege stimulieren und somit die Testosteronsynthese steigern kann.

Laut mehreren Untersuchungen an Menschen und Tieren wird auch beobachtet, dass die Testosteronspiegel bei Personen mit ausreichenden Selenspiegeln im Blut höher sind.

Um sichere Schlussfolgerungen über die Auswirkungen von Selen auf Testosteron zu ziehen, sind jedoch weitere Untersuchungen erforderlich, insbesondere beim Menschen.

Sofern Sie keine Eierallergie haben, sollten Sie Eier in Ihre Ernährung einbauen, wenn Sie dies derzeit nicht tun. Vergessen Sie nicht, dass im Eigelb die meisten nützlichen Nährstoffe enthalten sind, wodurch ganze Eier weitaus vorteilhafter sind als nur das Eiweiß.

GRANATAPFEL, KIRSCHEN UND BEEREN

Flavonoid-Antioxidantien, die in Beeren, Kirschen und Granatäpfeln reichlich vorhanden sind, schützen nachweislich testosteronproduzierende Zellen vor Schäden und steigern die Testosteronproduktion.

Eine Ergänzung mit Granatapfelsaft erhöhte den Testosteronspiegel und schützte die Leydig-Zellen (verantwortlich für die Testosteronproduktion) vor Schäden, so eine ältere Studie an Ratten.

Ob Granatäpfel oder ihr Saft eine Wirkung auf den Testosteronspiegel haben, bedarf weiterer menschlicher Forschung.

Entzündungshemmende Lebensmittel wie Granatäpfel, Beeren und Kirschen können vor den testosteronsenkenden Wirkungen von durch Fettleibigkeit verursachten Entzündungen schützen.

Die hormonelle Gesundheit kann von einer Ernährung profitieren, die reich an antioxidantienreichen Lebensmitteln wie diesen Früchten ist.

SCHALTIER

Austern, Muscheln und andere Schalentiere können helfen, den Testosteronspiegel auf einem gesunden Niveau zu halten, da sie reich an Zink, Selen und Omega-3-Fettsäuren sind.

Ein Mangel an Zink, das eine wesentliche Rolle für die reproduktive Gesundheit spielt, kann zu Hypogonadismus führen.

Es hat sich auch gezeigt, dass hochdosierte Zinktabletten Männern helfen können, die an Hypogonadismus leiden. Dennoch werden Zinkpräparate nicht allgemein als Einheitslösung für Hypogonadismus befürwortet.

Aber der Verzehr von Lebensmitteln, die reich an Mineralien wie Zink, Selen und Omega-3-Fettsäuren sind, die alle für die Aufrechterhaltung eines gesunden Testosteronspiegels notwendig sind, kann die hormonelle Gesundheit fördern.

Kapitel 6

LEBENSMITTEL DAS SIND NIEDRIG IM TESTOSTERON

Es gibt Hinweise darauf, dass der Verzehr von Soja, Milchprodukten und bestimmten Fetten den Testosteronspiegel senken kann.

Die Normalisierung des eigenen Gewichts und regelmäßige körperliche Aktivität sind zwei natürliche Wege, um den Testosteronspiegel zu steigern.

Die Ernährung einer Person kann sich auf mehr als nur ihre Taille auswirken. Die Nährstoffe in der Nahrung liefern Energie für die Körperzellen und können sich auf Hormone wie Testosteron auswirken.

Einige Lebensmittel können, wenn sie in großen Mengen konsumiert werden, das

Hormongleichgewicht des Körpers stören oder es für den Körper schwieriger machen, Hormone richtig zu verwenden.

POTENZIELL NIEDRIGE TESTOSTERONSENKENDE NAHRUNGSMITTEL

Der Testosteronspiegel kann durch den Verzehr von Soja oder Alkohol sinken.

Testosteron ist ein wichtiges Sexualhormon. Testosteron ist ein essentielles Hormon für Männer und Frauen. Zuwächse an Kraft, Knochendichte und Haardichte werden alle durch Testosteron unterstützt, und das Hormon beeinflusst auch den Eisprung und die Schwangerschaft.

Normale Testosteronspiegel werden durch die effiziente Regulation der Hormone durch den Körper aufrechterhalten.

Allerdings kann der Hormonhaushalt durch den Verzehr bestimmter

Lebensmittel gestört werden. Für diejenigen, die sich Sorgen um ihren Testosteronspiegel machen, kann es eine gute Idee sein, die folgenden Mahlzeiten zu vermeiden.

SOJABOHNEN UND IHRE NEBENPRODUKTE

Phytoöstrogene sind in Sojaprodukten wie Tofu, Edamame und Sojaproteinisolaten enthalten. Diese Chemikalien ahmen aufgrund ihrer strukturellen Ähnlichkeiten die Wirkung von endogenem Östrogen nach.

Trotz umfangreicher Untersuchungen räumen Forscher ein, dass laut einer in Medical Science Source veröffentlichten Studie einige Fragen zu Soja offen bleiben.

Dem Bericht zufolge konnten die Forscher keinen Zusammenhang zwischen Sojakonsum und Veränderungen des Testosteron- oder Östrogenspiegels im Serum herstellen. Eine andere Studie fand jedoch heraus, dass, wenn Männer aufhörten, Soja zu konsumieren, ihre Brustschmerzen und Hormonspiegel wieder normal wurden.

Laut den Autoren der Studie können Phytoöstrogene in Soja physiologische Wirkungen haben, ohne den üblichen Anstieg des Östrogenspiegels zu verursachen.

Strengere Studien bei beiden Geschlechtern sind erforderlich, um das gesamte Spektrum der physiologischen Wirkungen von Soja zu bestimmen.

MILCHWAREN

Es ist möglich, dass viele Männer, die ihren Testosteronspiegel steigern möchten, lieber keine Milchprodukte konsumieren. Möglicherweise liegt dies an dem Vorhandensein synthetischer oder natürlicher Hormone in einigen Kuhmilchsorten, die sich auf den Testosteronspiegel auswirken können.

Die Verwendung von Soja in Tierfutter wurde mit erhöhten Östrogenspiegeln in Milch von Kühen in Verbindung gebracht.

ALKOHOL

Wenn Sie sich Sorgen um Ihren Testosteronspiegel machen, sollten Sie das Trinken reduzieren oder ganz aufhören. Vielleicht gilt das eher für Männer als für Frauen.

Während vorläufige Untersuchungen darauf hindeuten, dass Alkoholkonsum einen positiven Effekt auf den Testosteronspiegel bei Männern haben kann, sind umfangreichere Studien erforderlich, um eindeutige Schlussfolgerungen zu ziehen. Eine in Current Drug Trusted Source veröffentlichte Studie ergab, dass Männer, die über einen längeren Zeitraum viel oder regelmäßig trinken, einen niedrigeren Spiegel des männlichen Hormons Testosteron hatten.

Dem Bericht zufolge steigen die Testosteronspiegel bei Frauen nach Alkoholkonsum an.

MINZE

Laut der Studie könnte der Testosteronspiegel von Männern durch Minze gesenkt werden.

Während eine Tasse Pfefferminz- oder Krauseminztee Ihnen helfen könnte, sich zu entspannen, könnte das Menthol in der Minze tatsächlich Ihren Testosteronspiegel senken.

Eine in Advanced Pharmaceutical Source veröffentlichte Studie berichtet, dass ätherisches Öl der Grünen Minze zur Behandlung des polyzystischen Ovarialsyndroms (PCOS) bei weiblichen Ratten verwendet wurde. Es wurde festgestellt, dass ätherisches Öl der Grünen Minze den Testosteronspiegel bei diesen Ratten senkt.

Laut einer in BMC Complementary & Alternative Source veröffentlichten Übersicht hat sich gezeigt, dass Minze den Testosteronspiegel bei Frauen mit polyzystischem Ovarialsyndrom senkt. Aber es gibt nicht annähernd genug hochwertige Forschung, um die allgemeine Wirkung des Krauts zu unterstützen.

Die meisten Studien auf diesem Gebiet betreffen entweder weibliche Probanden oder Tiermodelle. Es ist wichtig, in zukünftigen Studien die Wirkung von Minze bei beiden Geschlechtern zu untersuchen.

DESSERTS BACKWAREN UND BROT

Eine Studie ergab, dass Männer in Taiwan mit einer Ernährung, die viel Süßigkeiten und Backwaren zu sich nahm, signifikant niedrigere Gesamttestosteronspiegel aufwiesen als Männer mit einer schmackhafteren Ernährung. Andere

Beiträge waren eine Ernährung mit wenig grünem Gemüse und reich an Milchprodukten und Restaurantmahlzeiten.

Die Männer in dem Bericht hatten auch eine geringere Muskelmasse und einen höheren Körperfettanteil.

GATTUNG GLYCYRRHIZA

Ein in Integrative Medicine Research Source veröffentlichter Artikel berichtet, dass Süßholzwurzel den Testosteronspiegel bei ansonsten gesunden Frauen vor und während ihrer Periode senken kann. Der Testosteronspiegel kann laut Tierversuchen durch die Einnahme von Süßholz gesenkt werden.

Um ein vollständigeres Bild der Wirkung von Süßholz zu erhalten, sollte die zukünftige Forschung idealerweise die Auswirkungen des Krauts auf beide Geschlechter untersuchen.

FETTE, DIE GUT FÜR DICH SIND

Der Testosteronspiegel und die Funktionsfähigkeit einer Person können auch von der Art des Fettes beeinflusst werden, das sie zu sich nehmen. Hormonspiegel und Hodengesundheit wurden im Zusammenhang mit den Essgewohnheiten junger, gesunder Männer in einer im Asian Journal of Andrology Source veröffentlichten Studie untersucht.

Sie fanden heraus, dass der Konsum von Transfetten mit einem reduzierten Testosteronspiegel verbunden war. Die Forscher entdeckten auch, dass ein Überschuss an Omega-6-Fettsäuren das Wachstum und die Funktion der Hoden verringerte.

Andererseits kann eine ausreichende Zufuhr von mehrfach ungesättigten Omega-3-Fettsäuren dazu beitragen, dass Ihre Hoden wachsen und besser funktionieren. Obwohl weitere Untersuchungen erforderlich sind, um diese Ergebnisse zu validieren, können sich Männer, die sich Sorgen um ihren Testosteronspiegel machen, dafür entscheiden, ihre Aufnahme von Transfetten zu reduzieren und ihre Aufnahme von Omega-6-Fetten zu erhöhen.

Kapitel 7

TESTOSTERON - STEIGERN-ERGÄNZUNGSMIT TEL

Ihr Testosteronspiegel kann durch die Einnahme eines von mehreren Nahrungsergänzungsmitteln gesteigert werden. Die Ergebnisse sind nicht schlüssig. Das Folgende sind Beispiele für solche Hilfsmittel

Die D-Asparaginsäure

Die Aminosäure D-Asparaginsäure kommt im menschlichen Körper vor. Follikel-stimulierende Hormone und luteinisierende Hormone können laut einer aktuellen Studie erhöht sein. Diese beiden Faktoren können zusammenarbeiten, um die

Testosteronproduktion im Körper zu steigern.

Eine spätere Studie fand jedoch heraus, dass 3 Gramm D-Asparaginsäure keinen Einfluss auf den Testosteronspiegel hatten. Die Werte wurden wirklich durch die Einnahme von 6 Gramm gesenkt.

ZINK

Das Element Zink ist entscheidend für die ordnungsgemäße Funktion des Körpers. Niedrige Testosteronspiegel wurden mit Zinkmangel in Verbindung gebracht. Die Hoden können mehr Testosteron produzieren, wenn der Zinkspiegel hoch ist. Theoretisch könnte eine Zinkergänzung über einen langen Zeitraum den Testosteronspiegel erhöhen.

MAGNESIUM

Zusätzliches Magnesium erhöht nachweislich sowohl das freie als auch das Gesamttestosteron. Potenzielle Nutznießer sind sowohl Couch-Potatoes als auch Sportler. Denken Sie daran, dass Personen, deren Testosteronspiegel während des Trainings natürlich anstiegen, viel stärkere Anstiege erlebten.

VITAMIN-D

Wenn die Haut der Sonne ausgesetzt ist, bildet der Körper sein eigenes Vitamin D. Bei Personen, die nicht genug Sonnenlicht bekommen, ist jedoch ein Vitamin-D-Mangel möglich. Es wurde festgestellt, dass die Testosteronspiegel in der Gruppe, die täglich 3300 IE Vitamin D einnahm, im Vergleich zur Kontrollgruppe um 20 % höher waren.

WELCHE KRÄUTER UNTERSTÜTZEN TESTOSTERON AM MEISTEN

Das männliche Hormon Testosteron ist entscheidend für die sexuelle Leistungsfähigkeit. Es hilft bei der Entwicklung typisch männlicher Merkmale und der Aufrechterhaltung der

Gesundheit erwachsener Männer. Die Libido, die körperliche Leistungsfähigkeit, der mentale Zustand und die Einstellung eines Mannes können alle unter einem niedrigen Testosteronspiegel leiden. Etwa fünf Millionen Männer in den Vereinigten Staaten haben einen niedrigen Testosteronspiegel, werden aber nicht behandelt. Jetzt, wo es so viele wirksame Methoden zur Erhöhung des Testosteronspiegels gibt, müssen Männer mit niedrigem Testosteron ihren Zustand nicht mehr akzeptieren.

Niedrige Testosteronspiegel bei Männern können durch die Verwendung einer Testosteronersatztherapie und testosteronsteigernder Produkte, wie z. B. einiger natürlicher Vitamine und Kräuter, wieder auf den Normalwert gebracht werden.

KRÄUTER, DIE DAS TESTOSTERON VON MÄNNERN NATÜRLICH STEIGERN

Es ist möglich, die Testosteronproduktion mit Hilfe von Kräutern zu steigern. Zahlreiche pflanzliche Formeln, darunter Ginseng, Yohimbe, Sägepalme, Brennnessel, Maca-Wurzel, Catauba , Tribulus Terrestris und Pycnogenol , werden verwendet, um den Testosteronspiegel bei Männern zu erhöhen. Diese Formeln erhöhen auch die Energie, Ausdauer und Ausdauer eines Mannes sowie sein sexuelles Verlangen.

Athleten, Gewichtheber und Bodybuilder loben oft natürliche Testosteron-Booster für ihre Fähigkeit, ihnen zu helfen, Masse aufzubauen, abzunehmen, definiert zu werden und unerwünschtes Fett loszuwerden. Sprechen Sie mit Ihrem Hormonarzt, bevor Sie mit der Low-T-Behandlung beginnen, wenn Testosteronpräparate Teil Ihres

Gesundheitsplans sind. Dadurch kann Ihr Arzt sie korrekt in Ihr HRT-Programm integrieren.

GINSENG

Seit Tausenden von Jahren wird Ginseng als Teil der traditionellen chinesischen Medizin verwendet. Heiler aller Couleur und aus allen Ecken der Welt wenden sich jetzt wegen seiner unzähligen therapeutischen Vorteile an Ginseng. Ginseng ist bekannt für seine stimulierende Wirkung, einschließlich erhöhter Energie und weniger Stress und Müdigkeit, und für seine Fähigkeit, die sexuelle Leistungsfähigkeit zu verbessern. Es gibt eine Reihe von Ginseng-Sorten, die alle beliebt sind. In den Vereinigten Staaten wird Ginseng kommerziell in Ginseng-Farmen angebaut, insbesondere in den Bergregionen des Landes. Die getrockneten Wurzeln des asiatischen Ginsengs werden dann zu Extrakten, Kapseln, Pillen und Tees verarbeitet. Auch topische Therapien können mit externen Präparaten verabreicht werden. Die aktiven chemischen Inhaltsstoffe der Wurzel helfen bei Dingen wie erektiler Dysfunktion, Hepatitis C und der Erhöhung des Testosteronspiegels und der Ausdauer.

YOHIMBE

Es ist die Rinde des Yohimbe-Baums in Westafrika, aus der das Kraut Yohimbe hergestellt wird. Die Pflanze ist in Tabletten, Pillen und Tees enthalten und wird zur Behandlung von sexueller Dysfunktion, als Aphrodisiakum, zur Steigerung des Testosteronspiegels, zum Muskelaufbau, zur Beruhigung von Angstzuständen und zur Unterstützung der Gewichtsabnahme verwendet. Yohimbe hat bei topischer Anwendung eine anästhetische Wirkung. Yohimbe hat beim Rauchen psychedelische Wirkungen. Seine Verwendung ist nicht ohne Risiko, da es mit Angstzuständen, Bluthochdruck, Kopfschmerzen und Schlaflosigkeit in Verbindung gebracht wurde.

Die TERMITE TRIBULUS

Tribulus terrestris hat eine lange Geschichte der Verwendung als Aphrodisiakum und allgemeines Gesundheitstonikum in der ayurvedischen Medizin. Luteinisierende Hormone (LH) erhöhen die Testosteronproduktion und Tribulus erhöht nachweislich den LH-Spiegel. In der traditionellen Medizin wurde die Pflanze zur Behandlung einer Vielzahl von Beschwerden in ganz Europa verwendet, darunter Kopfschmerzen, psychische Störungen, Verstopfung und erektile Dysfunktion. Die Pflanze wurde in zahlreichen Kulturen zur Behandlung von Bluthochdruck, hohem Cholesterinspiegel, Lebererkrankungen und Herz-Kreislauf-Erkrankungen eingesetzt. Aufgrund ihrer historischen und aktuellen Verwendung zur Steigerung von Testosteron und Muskelmasse wird die Pflanze häufig von Sportlern und Bodybuildern verwendet. Ziegenkopf oder Caltrop ist eine Pflanze, die dazu neigt, an seltsamen Orten wie am Straßenrand oder in anderweitig trostlosen Gegenden aufzutauchen. Sie wächst in Büscheln und bildet an den Spitzen ihrer vielen Stängel dornige grüne Büschel. Südasien, Europa, Afrika, Australien und die Vereinigten Staaten sind alle die Heimat dieser Pflanze.

MACA WURZEL

Cayenne-Pfeffer, Brennnessel, Catauba , Ingwer, Carao , Epimedium (auch als Hornziege bekannt) und Catauba- Blatt

Durch die Verwendung eines hochkonzentrierten Extrakts aus der Brennnesselwurzel kann der freie Testosteronspiegel auf neuartige Weise erhöht werden. Europäische Forscher haben festgestellt, dass Bestandteile der Brennnesselwurzel mit Testosteron um die Bindung an SHBG konkurrieren und somit die Bindung von freiem Testosteron durch SHBG verringern.

Catauba , ein im Amazonas-Dschungel beheimateter Baum, ist dafür bekannt, den Testosteronspiegel bei Männern zu erhöhen.

Um den Testosteronspiegel zu erhöhen, enthält die Macawurzel eine Substanz, die als p-Methoxybenzylisothiocyanat bekannt ist.

Die testosteronsteigernden Eigenschaften von Ingwer tragen auch dazu bei, die Durchblutung des Vaginalbereichs zu erhöhen.

Ziegenkraut, auch bekannt als Epimedium , wird eingenommen, um Müdigkeit zu bekämpfen und den Testosteronspiegel zu erhöhen.

Die costaricanische Frucht Caao wird zur Behandlung von Anämie eingesetzt und erhöht auch den Testosteronspiegel im Körper.

Cayenne -Frucht erhöht den Testosteronspiegel und unterstützt die Fettverbrennung, indem sie das Herz-Kreislauf-System, die Blutgefäße und das Nervensystem stärkt.

L-ARGININ EINE AMINOSÄURE, DIE TESTOSTERON ERHÖHT

L-Arginin verbessert die Erektionsstärke, indem es den Testosteronspiegel erhöht und die Stickoxidsynthese verbessert, was wiederum das Muskelwachstum fördert und die Durchblutung des erektilen Gewebes im Penis durch Entspannung der Blutgefäßwände erhöht.

Der Testosteronspiegel kann durch den Verzehr von Zink und Selen erhöht werden

Zink hilft bei der Normalisierung des Östrogenspiegels, sodass der Körper mehr Aufmerksamkeit auf die effektive Nutzung von Testosteron richten kann. Als tägliche

Nahrungsergänzung werden Zinkdosierungen im Bereich von 15–25 mg pro Tag empfohlen. Als Nahrungsergänzungsmittel kann Selen helfen, den Testosteronspiegel zu erhöhen.

STEIGERUNG DES TESTOSTERONS DURCH SENKUNG DES SHBG

Es gibt eine Reihe von Kräutern, die den Testosteronspiegel erhöhen, und andere, die die Genitalien stimulieren, indem sie mehr Blut in den Penis bringen. Um zu verhindern, dass Testosteron vom Körper gebunden und verwendet wird, senken manche Menschen den SHBG-Spiegel. Anders als bei einer Erhöhung des Gesamttestosterons werden die potenziellen negativen Nebenwirkungen der Erhöhung des freien Testosterons durch die Reduzierung von SHBG vermieden. Während der Gesamttestosteronspiegel eines Mannes unverändert bleibt, steigt die Fähigkeit seines Körpers, dieses Hormon zu verwenden.

Das Vorhandensein von Sexualhormon-bindendem Globulin wird mit schlechter Stimmung, geringer Libido, einem hohen Risiko für Herz-Kreislauf-Erkrankungen und einem schlechten Muskeltonus in Verbindung gebracht.

Avenacoside sind insbesondere im Kraut Avena Sativa (Haferstroh-Extrakt) zu finden. In ähnlicher Weise wurde nachgewiesen, dass Urtica dioica, manchmal auch als Brennnessel bekannt, sowohl SHBG als auch Prolaktin, ein Hormon, das hauptsächlich bei Frauen produziert wird, verringert. Der Amazonas-Regenwald ist der natürliche Lebensraum des Krauts Ptychopetalum . Muira Puama , was übersetzt "Kraftholz" bedeutet, ist der indigene Name für die Gattung. Zweiundsechzig Prozent der Männer, die Muira genommen haben Puama -Extrakt behauptete eine Steigerung des Sexualtriebs, während einundfünfzig Prozent der Teilnehmer einer 1990 von Jacques Waynsberg am Institut für Sexologie in Paris durchgeführten Studie von einer Steigerung ihrer Fähigkeit, eine Erektion zu haben, berichteten.

Die weiblichen Hormone Prolaktin und Östrogen können mit Hilfe bestimmter Medikamente gesenkt werden. Das Kraut Mucuna Puriens (Samtbohne) senkt den Prolaktinspiegel bei Frauen, deren Testosteronspiegel gesunken ist, weil es die Versorgung des Gehirns mit L-Dopa, das in Dopamin umgewandelt wird, ankurbelt. Luteinisierendes Hormon (LH) und Testosteronspiegel werden beide durch Mucuna puriens erhöht , aber der Prolaktinspiegel wird gesenkt. Östrogen ist für Männer von entscheidender Bedeutung, da es die Spermienbildung, den Knochenerhalt, die Unterstützung des Fettgewebes und die kognitive Funktion unterstützt. Während Männer eine geringe Menge Östrogen benötigen, um diese lebenswichtigen Körperaktivitäten zu unterstützen, gibt es eine Reihe von Gründen, warum Männer

Östrogenüberschüsse entwickeln können. Einer davon ist, dass Aromatase, ein Enzym, das in den meisten Zellmembranen vorhanden ist, Testosteron in Östrogen umwandelt. Die Aromatase-Enzymproduktion eines Mannes steigt zusammen mit seinem Östrogenspiegel, wenn er einen höheren Körperfettanteil hat. Der Testosteronspiegel eines Mannes wird natürlich sinken, wenn sein Östrogenspiegel erhöht ist. Daher ist die Senkung des Gesamtkörperfett- und Östrogenspiegels entscheidend für den Schutz hoher Testosteronspiegel.

Wenn Ihr Arzt ein Programm zur Testosteronersatztherapie verschreibt, ist die Senkung des SHBG zur Freisetzung von gebundenem Testosteron eine großartige Möglichkeit, die Therapie zu ergänzen.

Kapitel 8

DAS AUSWIRKUNGEN VON ALKOHOL AUF TESTOSTERON

Zu viel Alkohol zu trinken ist in praktisch jeder Hinsicht gesundheitsschädlich. Es ist auch wichtig, dass Ihre Hormone gesund sind.

Übermäßiger Alkoholkonsum ist unter anderem mit vorübergehenden und dauerhaften Veränderungen des Testosteronspiegels verbunden.

Das männliche Sexualhormon Testosteron ist das wichtigste. Es ist für den Aufbau von Muskeln und Knochen bei Jungen und

Männern sowie für die Produktion von Spermien notwendig.

Auch wenn sich dieser Artikel auf Testosteron in der Männergesundheit konzentriert, produzieren Frauen auch eine kleine Menge Testosteron in ihren Eierstöcken. Verringerte Mengen an Testosteron bei Frauen können zu einem geringen Sexualtrieb und brüchigen Knochen beitragen.

Wenn Sie wissen möchten, wie sich das Trinken auf Ihren Testosteronspiegel auswirkt, lesen Sie weiter.

DIE AUSWIRKUNGEN VON ALKOHOL AUF TESTOSTERON

Die Hoden, die vordere Hypophyse und der Hypothalamus spielen alle eine Rolle bei der Bildung von Testosteron bei Männern.

Ihr Hypothalamus setzt ein Hormon namens Gonadotropin-Releasing-Hormon

(GnRH) frei, das auf Ihren Hypophysenvorderlappen wirkt.

Danach sondert Ihr Hypophysenvorderlappen luteinisierendes Hormon (LH) und follikelstimulierendes Hormon (FSH) ab.

Testosteron wird von den Hoden als Reaktion auf das luteinisierende Hormon (LH) und das follikelstimulierende Hormon (FSH) produziert.

Alkohol kann die Testosteronproduktion beeinflussen, indem er mit allen drei Drüsen interagiert.

Die langfristige Wirkung von Alkohol auf Testosteron

Eine schlechte Hodenfunktion ist häufiger bei starken Trinkern als bei mäßigen Trinkern.

Typischerweise hat eine Person ein starkes Alkoholproblem, wenn sie mehr als 15 Getränke pro Woche (für Männer) oder 8 Getränke pro Woche (für Frauen) zu sich nimmt.

WENN MÄNNER ÜBERMÄSSIG TRINKEN, ERHÖHEN SIE IHR RISIKO FÜR ERFAHRUNGEN

niedriges zirkulierendes Testosteron

ein Mangel an sexuellem Verlangen

Es wird angenommen, dass die Zellen in Ihren Hoden, die sogenannten Leydig-Zellen, durch regelmäßigen Alkoholkonsum geschädigt werden können. Die LH-, FSH- und GnRH-Sekretion könnte durch Alkoholkonsum beeinflusst werden.

Alkoholkonsum in Maßen scheint die Fruchtbarkeit oder den Testosteronspiegel bei Männern nicht negativ zu beeinflussen.

Moderater Alkoholkonsum wird allgemein als nicht mehr als ein Getränk für Frauen oder zwei Getränke für Männer an einem einzigen Tag beschrieben.

KURZFRISTIGE AUSWIRKUNGEN VON ALKOHOL AUF TESTOSTERON

Es wird angenommen, dass akuter Alkoholkonsum die Testosteronfreisetzung vorübergehend begrenzt, indem er den Hypothalamus und die Hypophyse beeinflusst.

Laut der zitierten Studie kann der Testosteronspiegel bereits 30 Minuten nach dem Trinken beginnen zu sinken.

Eine Studienquelle untersuchte den Testosteronspiegel bei alkoholkranken und alkoholfreien Männern, indem sie ersteren 30 Tage lang jeden Tag das Äquivalent von einem halben Liter Whisky verabreichten.

Bis Ende des Monats war der Testosteronspiegel der gesunden Männer auf das gleiche Niveau gesunken wie der der alkoholkranken Männer.

WAS PASSIERT MIT IHREM SPERMA, WENN SIE TRINKEN

Die Sertoli-Zellen in Ihren Hoden werden durch Alkohol negativ beeinflusst. Die Entwicklung reifer Spermien hängt von der Anwesenheit dieser Zellen ab.

Spermatogenese bezieht sich auf den Prozess, durch den sich Spermien entwickeln. Testosteron und follikelstimulierendes Hormon tragen beide zur Spermatogenese bei.

Wenn diese Hormone nicht ausgeglichen sind, kann die Spermatogenese in ihren Bahnen gestoppt werden. Eine geringe Anzahl von Spermien im Samen ist eine mögliche Folge eines spermatogenen Stillstands, der die Störung der normalen Spermienentwicklung darstellt.

Im Vergleich zu nüchternen Männern haben starke Trinker eine um 50 % höhere Inzidenz von Spermatogenesestörungen.

Sie entdeckten auch, dass die Hoden von regelmäßigen Trinkern kleiner waren als die von Nichttrinkern.

Starkes Trinken kann das Samenvolumen reduzieren und die Spermienform verändern, laut einer Studie von 2017, an der 16.395 gesunde Männer teilnahmen. Leichtes bis mäßiges Trinken hatte keinen erkennbaren Einfluss auf beide Variablen.

Eine Forschungsquelle, an der 8.344 gesunde Männer aus Europa und den Vereinigten Staaten teilnahmen, fand dasselbe über moderaten Alkoholkonsum und die Qualität der Spermien heraus.

Es ist allgemein bekannt, dass schwangere Frauen nicht trinken sollten, aber neue Beweise zeigen, dass Väter, die vor der Empfängnis stark trinken, auch das Risiko ihres Kindes erhöhen können, mit einer Behinderung geboren zu werden.